DU

PURPURA HÉMORRHAGIQUE PRIMITIF

OU

PURPURA INFECTIEUX PRIMITIF

PAR

Le Docteur Jules MARTIN DE GIMARD

Ancien Interne en Médecine des Hôpitaux de Paris
Membre de la Société anatomique

PARIS

G. STEINHEIL, ÉDITEUR

2, RUE CASIMIR-DELAVIGNE, 2

1888

DU
PURPURA HÉMORRHAGIQUE PRIMITIF

OU

PURPURA INFECTIEUX PRIMITIF

PAR

Le Docteur Jules MARTIN DE GIMARD

Ancien Interne en Médecine des Hôpitaux de Paris
Membre de la Société anatomique

— · — ·◆·◆·◆· — · —

PARIS

G. STEINHEIL, ÉDITEUR

2, RUE CASIMIR-DELAVIGNE, 2

—

1888

A LA MÉMOIRE DE MON PÈRE

LE DOCTEUR MARTIN DE GIMARD

DU
PURPURA HÉMORRHAGIQUE PRIMITIF
ou
PURPURA INFECTIEUX PRIMITIF

INTRODUCTION

Que doit-on entendre par le nom de purpura hémorrhagique primitif ? A côté des purpuras qui se montrent secondairement à d'autres maladies ou survenant sous une influence nocive manifeste, il en est d'autres qui apparaissent sans cause appréciable, survenant indépendamment de tout état morbide antérieur. Il ne s'agit plus alors d'un symptôme commun à beaucoup d'autres affections; il s'agit d'une véritable entité morbide qui doit prendre rang à côté des maladies éruptives, de la rougeole, de la scarlatine et qui diffère autant des autres formes de purpura que la rougeole et la scarlatine sont différentes des autres érythèmes.

Nous examinerons successivement les causes auxquelles on a tenté de rattacher cette affection, les différents symptômes qu'elle présente, les formes qu'elle peut affecter, les lésions anatomo-pathologiques qu'on peut constater et enfin nous nous efforcerons autant qu'il nous sera possible d'élucider la question si obscure de sa pathogénie.

Du reste la pathogénie du purpura en général est fort peu connue. Cependant, parmi les différentes espèces de purpura, on peut en distinguer deux grandes classes dont l'étiologie semble plus démontrée. Tantôt il s'agit d'une manifestation de nature nerveuse : on se trouve en présence d'hémorrhagies cutanées qui ne sont que de véritables troubles trophiques dans le cours d'affections diverses du système nerveux. C'est à cette variété que M. Faisans (1) a donné le nom de purpura myélopathique.

La récente communication de MM. Gley et Mathieu (2) confirme tout à fait l'existence d'un purpura trophique. Répétant l'expérience de Lewaschew, qui consiste à passer une mèche imbibée d'une solution concentrée de chlorure de sodium à travers le sciatique d'un chien, ces observateurs n'ont pas trouvé les lésions des artères signalées par Lewaschew, mais ils ont constaté la présence d'hémorrhagies capillaires dermiques et sous-dermiques et ont ainsi produit expérimentalement des taches de purpura par lésions nerveuses.

D'autres fois, au contraire, le purpura apparaît à la suite d'une intoxication, d'un véritable empoisonnement. L'iodure de potassium, le chloral, le chloroforme, le phosphore, etc., peuvent le provoquer. Il en est de même de la morsure de certains serpents : la vipère par exemple. Il peut probablement aussi être la conséquence d'une auto-intoxication ; on pourrait ainsi expliquer la production de certains purpuras survenant après un surmenage excessif.

Il est une troisième variété de purpura qui vraisemblablement est le résultat, non plus d'une intoxication, mais d'une infection de l'organisme par un agent microbien. C'est celui que MM. Mathieu, Ducastel, Gomot, etc., ont décrit sous le nom de purpura infectieux. Tout nous porte à croire que la maladie que nous allons étudier rentre dans cette catégorie.

Avant de commencer ce travail, nous sommes heureux de pouvoir remercier les maîtres qui ont bien voulu nous guider pendant le cours de nos études médicales : que M. le professeur Trélat ; que MM. Hanot, Terrillon, Champetier de Ribes, Blachez, Gouraud, Gouguenheim, Féréol, Faisans, Déjerine, de Beurmann, Hutinel, acceptent ce faible témoignage de notre reconnaissance.

Nous ne saurions sans ingratitude oublier toute la bienveillance que notre cher maître, le professeur Brouardel nous a témoignée en tant de circonstances pendant les deux années que nous avons eu le bonheur de profiter de son enseignement.

(1) Thèse de Paris, 1882.
(2) *Bulletin de la Société anatomique,* 22 juillet 1887.

Que nos excellents maîtres, M. le Professeur Peter et M. le Professeur Grancher reçoivent l'assurance de notre profonde gratitude pour tous les précieux conseils qu'ils ont bien voulu nous donner et toutes les marques de sympathie qu'ils nous ont prodiguées pendant que nous étions leur interne.

Nous remercions bien vivement notre maître M. le docteur Hutinel qui nous a donné l'idée de ce travail et de nouveau notre excellent maître, M. le professeur Grancher qui non seulement nous a aidé de ses savants avis et a mis à notre disposition les ressources de son laboratoire, mais encore nous a fait le grand honneur d'accepter la présidence de notre thèse.

Que M. le professeur Ranvier nous permette de le remercier de l'hospitalité qu'il nous a offerte dans son laboratoire du Collège de France, où nous avons trouvé un si gracieux accueil et des conseils si utiles.

Nous remercions MM. Himely et Morax qui nous ont été de puissants auxiliaires pour nos recherches dans la bibliographie étrangère.

CHAPITRE PREMIER

DU PURPURA HÉMORRHAGIQUE PRIMITIF EN GÉNÉRAL

I. — Etiologie.

Lorsqu'on lit les nombreuses observations de purpura hémorrhagique publiées, on voit qu'il en est beaucoup dans lesquelles le purpura constitue toute la maladie.

Il apparaît en dehors de tout autre état morbide et évolue sans qu'aucun autre état pathologique s'y surajoute.

Si on cherche sous qu'elle influence la maladie est apparue, on ne trouve ni affection médullaire antérieure ou concomitante, ni intoxication d'aucune sorte et si on examine les antécédents du malade on n'y voit rien qui puisse expliquer le purpura. Souvent il s'agit d'un individu vigoureux, d'un tempérament robuste qui n'a jamais fait aucune maladie et chez qui le purpura apparaît sans motif, sans qu'on puisse relever ni alcoolisme, ni rhumatisme, ni syphilis.

Parfois on a incriminé une émotion morale plus ou moins vive; chez un de nos malades c'était, au dire des parents, à la suite d'une simple réprimande, qu'auraient débuté les phénomènes morbides. Or, ceux-ci consistaient en une infiltration hémorrhagique d'une partie de la face et des membres supérieurs. Il y avait là une bien faible cause pour un si grand effet.

Un malade d'Halbrecht, après une correction administrée par ses parents, a un purpura très intense, s'accompagnant d'hémorrhagies cutanées et muqueuses. L'auteur n'hésite pas à admettre l'influence pathogénique de l'émotion éprouvée par le malade. Cependant, si on considère la banalité de cette cause et les grands effets qu'elle aurait produits, on ne peut s'empêcher de faire des réserves à cet égard et se demander s'il n'y a pas eu coïncidence.

Il est possible que bien souvent l'émotion morale ait attiré l'attention sur la maladie jusque-là latente; peut-être même est-elle une cause occasionnelle des hémorrhagies purpuriques et déchire-t-elle des vaisseaux déjà tout prêts à se rompre.

Quoi qu'il en soit, il faut éviter d'obéir à la tendance populaire qui dans tous les états morbides fait toujours intervenir une influence morale. C'est la théorie « des sangs tournés » qui, si elle peut trouver parfois son application, le plus souvent n'a qu'un rôle fort accessoire.

On a signalé également le traumatisme comme cause de purpura hémorrhagique. Dans sa thèse, M. P. Berne (1) a rassemblé plusieurs observations dans lesquelles il y avait eu un traumatisme et consécutivement du purpura. Parmi ces observations, il en est deux surtout qui paraissent favorables à l'influence du traumatisme : ce sont les observations V et VI. Dans la première, il s'agit d'un garçon de 18 ans, qui tomba d'un banc à la renverse le dos contre terre. Il se relève sans émotion et, une heure après l'accident, voulant frictionner avec de l'eau blanche son corps un peu contus, il voit sur ses membres des taches qu'il n'avait jamais remarquées auparavant. Le lendemain, hématurie, puis purpura généralisé s'accompagnant d'épanchements sanguins dans plusieurs régions, d'épistaxis et de fièvre. Le malade sort guéri au bout de 19 jours.

La seconde observation se rapporte à un homme de 45 ans, robuste, qui, dormant sur une chaise après son déjeuner, tomba à la renverse pendant son sommeil, le dos et la tête contre terre. Après cet accident il ne présentait *aucune trace de contusion* bien apparente ; il n'avait pas non plus, raconte-t-il, éprouvé la moindre émotion. Le soir, il se coucha tranquillement *sans attacher d'importance à cet incident.* Le lendemain à son réveil, il fut pris de frissons, de céphalalgie, puis bientôt d'épistaxis assez abondantes qui reparurent plusieurs fois dans la journée ; de plus il eut des quintes de toux, et expectora quelques crachats sanguinolents. Il y avait de l'anorexie, des nausées ; ses selles étaient noirâtres et ses urines de couleur café. Bientôt apparaissent des taches purpuriques ; le malade a de la fièvre et consécutivement des hématémèses, de l'hématurie, des épistaxis nécessitant le tamponnement, de la stomatorrhagie, du mélœna, et meurt. A l'autopsie, lésions habituelles du purpura et aucune altération notable à l'examen microscopique de la moelle.

(1) Thèse de Paris, 1881. *Du purpura d'origine traumatique.*

Ces deux observations sont les plus favorables à l'influence étiologique du traumatisme, le purpura s'étant produit fort peu de temps après l'accident. Peut être même trop tôt en ce qui concerne la première observation.

Nous ne pouvons nous empêcher de faire remarquer combien le traumatisme a été léger, combien il y avait peu de similitude entre les phénomènes présentés par les deux malades et les troubles trophiques qu'on observe lors de traumatisme de la moelle. Tous les deux sont de véritables types de purpura hémorrhagique avec hémorrhagies viscérales nombreuses et état général grave, sans aucun phénomène d'ordre médullaire ou cérébral. Enfin, il n'est pas jusqu'à l'autopsie du malade qui ne soit encore contraire à l'hypothèse d'une influence traumatique, puisqu'il n'y avait aucune lésion médullaire, ni macroscopique, ni microscopique.

Nous dirons en ce qui concerne le traumatisme ce que nous disions à propos de l'action des émotions morales ; c'est là tout au plus une cause occasionnelle et nullement une cause déterminante.

Dans une observation de M. Pérard (1), le purpura apparait à la suite d'un bain froid. Dans une autre de Gibbons (2) un purpura mortel est survenu chez un garçon de trois ans, atteint d'entérite, qui prenait du lait d'ânesse. Or, l'ânesse avait un abcès au niveau du pis et le lait était mélangé de pus, comme la mère s'en aperçut après la mort de l'enfant.

Telles sont les seules circonstances étiologiques que nous ayons trouvées relatées. Nous avons négligé à dessein de discuter l'influence étiologique du rhumatisme ; mais nous nous proposons de reprendre ultérieurement cette question. Tant qu'à l'alcoolisme et à la syphilis, il est bien entendu que ce sont là des causes de purpura qui n'ont rien à voir avec l'affection qui nous occupe.

Les privations et les mauvaises conditions hygiéniques peuvent certainement prédisposer à la maladie ; mais, et en cela le purpura hémorrhagique se distingue du scorbut, les individus robustes, bien portants, bien nourris qui semblent dans d'excellentes conditions, hygiéniques sont aussi volontiers atteints.

Ce fait n'avait pas échappé à Andral : « cette affection, dit-il, sur-

(1) *Bulletin de l'Académie de médecine*, séance du 28 décembre 1883.
(2) *In medical Times and Gazette*, 1883.

vient tantôt dans des conditions de misère, de mauvaise nourriture, d'habitation malsaine, etc., tantôt dans des conditions entièrement opposées, chez des hommes jouissant de tous les avantages de la richesse, de la salubrité, de l'habitation e' d'une nourriture abondante et saine ».

En résumé, le plus souvent l'interrogatoire le plus minutieux ne peut donner aucun renseignement de nature à expliquer l'apparition du purpura hémorrhagique. Notre observation I en est un exemple : l'enfant n'a subi aucune privation, était bien portant jusqu'alors et sans raison, sans cause appréciable présente des hémorrhagies cutanées d'abord et plus tard muqueuses.

Le purpura hémorrhagique peut survenir à tous les âges ; mais les jeunes gens et les enfants y sont particulièrement prédisposés, comme il résulte de la statistique de Gintrac. Cet auteur relève 50 cas de un à dix ans, 46 de dix à vingt ans, tandis que les chiffres vont en diminuant à partir de vingt ans, de dix en dix ans.

Cette statistique est absolument conforme à ce que nous avons constaté dans nos recherches ; les observations que nous avons examinées accusaient également une fréquence très grande de l'affection chez les enfants et les sujets jeunes.

Les observations relativement nombreuses, que nous avons recueillies cette année à l'Hôpital des Enfants-Malades, viennent aussi à l'appui de cette opinion. Le purpura hémorrhagique, de même que les fièvres éruptives, est plus fréquent dans le jeune âge.

Le purpura peut-il survenir épidémiquement ? C'est là un point encore discutable. Les épidémies de Foderé, de Lordat peuvent être difficilement distinguées des épidémies de scorbut ; dans d'autres épidémies signalées, la confusion semble avoir été faite avec la variole. Cependant M. Bucquoy (1) s'exprime ainsi en parlant du purpura : « Est-ce à dire que ce soit une maladie épidémique ? Je ne crois pas que l'on soit en droit de soutenir cette proposition, et l'on doit regarder le purpura comme une maladie sporadique qui le plus souvent assez rare, devient quelquefois plus fréquente sous l'influence de certaines constitutions médicales qu'on ne peut que difficilement apprécier». Il se passerait en somme d'après M. Bucquoy pour le purpura quelque chose d'analogue à ce qui a lieu pour la fièvre typhoïde,

(1) Thèse de Paris, 1855.

la scarlatine, la rougeole, etc.; à certains moments, il se produirait de véritables recrudescences. C'est à une de ces recrudescences que nous aurions assisté cette année à l'Hôpital des Enfants-Malades où il est entré douze malades atteints de purpura, d'avril 1887 au 4 janvier 1888.

S'il ne semble pas démontré que dans un pays ou un endroit jusque-là indemne de tout cas de purpura, celui-ci puisse survenir épidémiquement, il parait plus évident que là, où le purpura règne d'une façon permanente, il peut affecter à certains moments des caractères épidémiques.

L'affection peut-elle être contagieuse ? Nous n'avons pas trouvé d'observation permettant de l'affirmer. Un de nos petits malades, entré pour une scarlatine avec amygdalite gangréneuse et placé dans une salle où il y avait alors des purpuriques, a bien eu, il est vrai, une véritable attaque de purpura ; mais on ne saurait rien conclure de ce fait isolé qui peut n'être qu'une simple coïncidence, le purpura étant d'ailleurs une complication possible de la scarlatine.

II. — Symptômes.

Nous allons étudier rapidement les différents symptômes que peut présenter le purpura hémorrhagique primitif. Cette étude sera d'ailleurs complétée quand nous examinerons les formes que peut revêtir la maladie.

Ce qui caractérise le purpura hémorrhagique, c'est comme son nom l'indique, l'apparition de taches purpuriques sur le tégument, véritable exanthème hémorrhagique, mais ce n'est pas sa seule caractéristique et à l'exanthème s'ajoute l'enanthème, c'est-à-dire l'apparition de taches purpuriques sur les muqueuses. C'est cette alliance qui constitue le purpura hémorrhagique des auteurs ; mais l'enanthème peut être plus ou moins prononcé, et il y a des degrés à l'infini entre le purpura s'accompagnant d'hémorrhagies simplement cutanées et celui qui s'accompagne à la fois et d'hémorrhagies cutanées et d'hémorrhagies par les muqueuses. Ces dernières ont beaucoup frappé les observateurs parce que non seulement il se produit des épanchements à l'intérieur des muqueuses, mais que très fréquemment la muqueuse est rompue et qu'il se fait une hémorrhagie dans les différentes cavités viscérales.

La résistance que l'épiderme oppose à la sortie du sang au dehors explique la rareté des hémorrhagies à l'extérieur de la peau. Si exceptionnelles qu'elles soient, cependant on peut en constater, et une malade de Puech entre autres présentait un suintement de sang par deux ou trois plaques ecchymotiques, suintement qui se produisait à l'époque des règles alors supprimées.

Il résulte de la fragilité des muqueuses que toutes peuvent donner lieu à des hémorrhagies; il peut y avoir hématurie, hématémèse, mélæna, otorrhagie, stomatorrhagie, épistaxis, hémoptysie, et métrorrhagie.

De plus, en dehors de la possibilité de ces hémorrhagies, la présence de taches purpuriques muqueuses s'accompagne d'une perturbation plus ou moins grande de l'appareil revêtu par la muqueuse; d'où, par suite, la production de phénomènes fonctionnels surajoutés.

La distinction en purpura hémorrhagique et en purpura simplex est tout à fait fait clinique; il est bien entendu qu'il ne s'agit pas d'affections différentes, mais d'une différence dans l'intensité et la localisation du processus. Dans nos observations, nous voyons tel malade ayant sur la peau du purpura très intense et même des hémorrhagies cutanées dépassant le degré habituel et cependant n'ayant du côté des muqueuses que fort peu de chose : une légère tache purpurique conjonctivale, une légère épistaxis. Tel autre ne présente tout d'abord que du purpura qu'on aurait pu qualifier de simple, puis des hémorrhagies nombreuses se font par les différentes muqueuses. Tel autre enfin n'a que des hémorrhagies cutanées, mais elles sont très généralisées et l'état général en est plus affecté que s'il s'agissait d'un purpura avec des hémorrhagies viscérales légères. Enfin on peut même voir survenir le purpura hémorrhagique, sans purpura cutané ; ici le processus n'a frappé que les muqueuses. L'observation publiée par M. Vidal (1) en est un exemple curieux : il y eut des épistaxis, de l'hématurie, des hématémèses et le malade succomba en treize jours, avec des phénomènes typhoïdes dont nous aurons à nous occuper plus tard. Il s'agissait bien là, comme le dit l'auteur, d'un purpura qui avait débuté chez un individu sain et jusqu'alors robuste et qui était resté interne.

Si donc nous avons adopté le nom de purpura hémorrhagique pour

(1) *France médicale*, 1878.

titre de ce travail, ce n'est nullement dans le but de faire une distinction avec le purpura simplex, mais seulement parce qu'il nous a semblé que l'épithète hémorrhagique, jointe au nom de purpura, expliquait bien la nature de l'affection, si différente des éruptions erythémateuses et autres dont la peau est si souvent le siège.

Tous les ouvrages classiques donnent des taches purpuriques une description beaucoup plus complète que nous ne saurions le faire nous-même ; nous nous contenterons de résumer ici les principaux caractères qu'elles présentent. Les auteurs ont insisté sur la variété si grande d'étendue, de coloration de ces taches ; tantôt ce sont de simples pétéchies, de petites taches de la dimension d'une lentille, d'une tête d'épingle ou moins encore ; tantôt ce sont de véritables ecchymoses plus ou moins larges, plus ou moins arrondies ou allongées ; parfois même il y a une véritable infiltration sanguine dermique et sous-dermique dans une étendue qui peut être relativement considérable.

Ces taches hémorrhagiques peuvent être plus ou moins nombreuses, discrètes, ou confluentes par places. Leur coloration est variable souvent au moment même de leur apparition, et, lorsqu'elles sont survenues toutes en même temps, les unes sont de coloration foncée, brunâtres ; les autres ont l'aspect rouge du carmin ; d'autres présentent une coloration bleue plus ou moins accentuée. Quelques-unes sont presque noires. Cette différence de coloration peut aussi tenir à l'ordre d'apparition des taches. Une fois formé, l'épanchement sanguin en se résorbant présente le changement de couleur habituel aux ecchymoses, et par suite la coloration n'est pas la même pour les taches qui ne sont pas apparues en même temps. Il en résulte une bigarrure spéciale, accentuée encore par la pâleur des téguments. Certains observateurs ont comparé cet aspect particulier à celui que présente la peau de léopard.

Ces taches ne disparaissent pas à la pression du doigt, ce qui permet de les différencier des taches rosées lenticulaires lorsqu'elles en ont les dimensions. On les distingue aussi des piqûres de puce par la marque centrale, trace de la piqûre, que présentent ces dernières et qu'on peut voir au moins à la loupe.

Les ecchymoses peuvent être allongées et comme vergetées, on leur a donné le nom spécial de vibices. Cet aspect particulier des ecchymoses est important à connaître, car il pourrait induire en erreur

sur leur origine. Si on les constatait chez les enfants, on serait porté
à croire qu'elles sont le résultat de mauvais traitements, alors qu'elles ne sont qu'une manifestation de la maladie.

Souvent le purpura s'associe à des érythèmes, ou affecte la forme
ortiée.

Un de nos malades (observation VIII) a présenté dans le cours de
la maladie quelques élevures rougeâtres sur les deux bras, plutôt
érythémateuses qu'hémorrhagiques. Cette coïncidence du purpura
et d'autres manifestations cutanées n'est pas rare, mais elle nous en-
traînerait loin de notre sujet et nous nous bornerons à l'examen des
cas de purpura où l'éruption est simplement hémorrhagique.

Le siège des taches purpuriques est très variable et on pourrait
énumérer toutes les parties des téguments externes ou internes, si
on voulait indiquer tous les points où elles peuvent exister. Quoi qu'il
en soit, il ne faudra pas oublier de les rechercher également sur les
muqueuses accessibles à l'œil, en particulier les conjonctives et la
muqueuse buccale.

Elles affectent souvent une disposition spéciale, une tendance à la
symétrie qui a frappé bon nombre d'observateurs. On voit souvent
les taches apparaître presque simultanément aux parties correspon-
dantes des membres ou du tronc. Cette particularité a été interprétée
par les partisans de la théorie nerveuse en faveur de leur opinion.
Mais il faut tenir grand compte, croyons-nous, de la disposition vasculaire dont la symétrie peut également expliquer la symétrie des
taches cutanées, d'ailleurs souvent fort imparfaite. Chez plusieurs
de nos malades on voit en même temps les taches purpuriques
apparaître sur les deux mains, sur les deux pieds, sur les deux
oreilles, c'est-à-dire en des points extrêmes de la circulation où
cette dernière semble devoir être le plus ralentie. Chez l'un d'eux
qui a succombé à la maladie, nous n'avons trouvé aucune lésion
nerveuse propre à appuyer l'hypothèse d'une influence de cet ordre
et par contre il y avait d'autres lésions capables de justifier la seconde interprétation.

Les hémorrhagies muqueuses peuvent donner lieu à certains troubles fonctionnels rappelant ceux de nature inflammatoire, et même
les hémorrhagies cutanées s'accompagnent souvent d'une certaine
réaction inflammatoire, soit locale, autour de la tache purpurique,
soit plus étendue envahissant un ou les deux membres ou une partie

du tronc. Ce sont là des œdèmes blancs et durs, rappelant l'œdème de la phlegmatia alba dolens, gênant les mouvements et s'accompagnant parfois même de douleurs. L'œdème peut prendre dans certains cas une coloration rosée, apparaissant non seulement autour de la tache purpurique et se produisant en même temps qu'elle, mais pouvant précéder l'hémorrhagie cutanée et même résider en un point où elle n'a pas lieu (observation X). M. Mathieu (1), au sujet de l'existence des œdèmes dans le purpura, s'exprime ainsi : « Il peut se produire de la lymphangite autour des pétéchies; le sang épanché semble jouer alors le rôle d'un corps étranger. Nous avons observé cette année un cas de ce genre, chez M. Lallier; nous en avons trouvé un autre dans les observations qu'il nous a confiées. Autour du purpura il se fait une rougeur inflammatoire plus ou moins intense, il y a de l'œdème, des douleurs spontanées, et, à la pression, des traînées lymphangitiques; l'engorgement des glanglions correspondants indiquent nettement la nature de cette complication ». Nous avons constaté l'apparition d'un œdème rouge inflammatoire sur le scrotum et d'un œdème blanc et mou sur les membres du malade de l'observation VI.

Il n'existait alors aucune tache purpurique sur les parties où siégeait l'œdème et il ne s'en développa point sur le scrotum. Bien qu'il s'agisse d'un cas de purpura survenant dans le cours de la scarlatine, il n'y avait pas alors et il n'y eut pas les jours suivants d'albumine dans les urines; en conséquence, on ne pouvait expliquer l'œdème par l'existence d'une néphrite scarlatineuse.

D'ailleurs la nature inflammatoire non douteuse de cet œdème, en particulier de l'œdème scrotal, était peu favorable à cette supposition alors même qu'il y aurait eu en même temps de l'albuminurie.

Dans la thèse de M. Soyer, on peut lire plusieurs observations où les purpuras s'accompagnent d'œdème; dans une, entre autres, celle d'Ollivier (d'Angers), à chaque poussées purpuriques il y avait de la tuméfaction œdémateuse. Chez un de ses malades, Stieldorf pouvait prévoir la naissance d'hémorrhagies cutanées en voyant survenir le gonflement des parties qui allaient être atteintes.

Il résulte de ces faits que le purpura peut s'accompagner de tuméfaction inflammatoire aux points où les hémorrhagies cutanées se

(1) *Purpuras hémorrhagiques.* Paris, 1853.

font ou bien se sont faites, et qu'en outre, il peut y en avoir en des points où les hémorrhagies vont avoir lieu et même en des points où elles n'auront pas lieu. Il peut y avoir un œdème local, ou l'œdème peut être plus ou moins généralisé. La survenance d'un anasarque, chez un individu jusque-là complètement bien portant ou souffrant seulement depuis quelques jours, anasarque sans aucune trace d'albumine dans les urines, sans aucune cause appréciable, trouvera parfois son explication dans l'apparition d'une éruption purpurique. C'est ce qui est arrivé pour les malades des observations VI et VII. Il ne s'agit manifestement plus, lors de ces purpuras avec œdème, d'une simple hémorrhagie : il y a congestion inflammatoire et hémorrhagie. Nous insistons sur ce fait, car il peut être d'un grand secours en ce qui concerne la recherche de la nature des accidents.

La pression des téguments peut chez un purpurique déterminer des ecchymoses au point pressé. M. Molière (1), chez une jeune fille qu'il considérait comme ayant été atteinte de purpura infectieux, a pu provoquer une ecchymose par une légère chiquenaude appliquée sur la peau. L'ecchymose apparaissait le lendemain, et reproduisait exactement la forme du doigt; il en était de même d'un simple trait tracé sur le bras. Il a pu répéter cette expérience plusieurs fois avec succès dans le cours de la maladie. Mais chez tous les malades la pression légère de la peau ne produit pas d'ecchymoses et dans les cas que nous avons observés il nous a été impossible d'en déterminer.

Si nous examinons maintenant les perturbations qui se produisent dans les différents appareils d'un organisme en puissance de purpura, nous constatons que les phénomènes morbides sont de beaucoup plus fréquents du côté du tube digestif. En dehors des hémorrhagies provenant de l'estomac, de l'intestin ou de la bouche, on voit souvent survenir des troubles gastriques et intestinaux. Il peut y avoir des vomissements qui, par leur fréquence, peuvent gêner l'alimentation et contribuer à débiliter le malade. Parfois même (Obs. I et VIII) il y a de véritables vomissements incoercibles et l'intolérance gastrique est si prononcée que même le lait glacé ne peut être supporté. Souvent les vomissements ne sont pas seulement alimentaires, mais prennent un caractère bilieux, sont porracés et rappellent les vomissements des saturnins ainsi que nous le faisait observer

(1) *Annales de Dermatologie*, 1887.

notre maître, M. Hutinel. Ces vomissements peuvent précéder l'apparition du purpura sur la peau; alors, si l'esprit est mis en éveil par la présence d'un œdème inexplicable, on pourra parfois soupçonner la nature de la maladie, et un examen attentif fera quelquefois trouver des taches purpuriques, qui sans cela auraient passé inaperçues ; c'est ce qui eut lieu pour un de nos malades (Obs. VI).

Dans certaines circonstances, quand les vomissements sont particulièrement opiniâtres, la difficulté du diagnostic devient fort grande et on pourrait songer à une obstruction intestinale au début; ce fait s'est produit pour un malade de M. Hutinel (Observation XIII).

Outre les troubles gastriques que nous venons de signaler il peut y avoir des troubles intestinaux et une diarrhée plus ou moins rebelle ; cette diarrhée peut contribuer également à affaiblir le malade.

En général l'appétit est diminué, mais il n'y a pas d'anorexie vraie, du moins au début. La langue est blanche, souvent un peu saburrale, la soif est fréquemment grande. D'ordinaire, il n'y a pas de modifications appréciables du volume du foie et souvent même de la rate. Exceptionnellement les phénomènes gastro-intestinaux peuvent s'accompagner d'ictère.

Un garçon de 15 ans, dont Henoch (1) rapporte l'observation, eut à la suite d'une indigestion un catarrhe gastro-duodénal avec léger ictère ; quelques jours après, il eut des douleurs dans les articulations des doigts des deux mains, sans gonflement ; puis des taches de purpura apparurent sur le ventre et à la partie supérieure des cuisses. En outre, il éprouva de violentes coliques, il eut des vomissements et des selles tout à fait noires. Les douleurs étaient si violentes qu'elles arrachaient des cris au malade. Grande sensibilité, forte tuméfaction du bas-ventre dans la région du côlon transverse; son tympanique élevé à la percussion de cette région; fièvre modérée. Après plusieurs attaques de purpura accompagnées d'hémorrhagies intestinales, le malade guérit.

D'après le résumé de cette observation on peut voir que l'ictère ici semblait complètement subordonné à l'état gastro-intestinal. Était-il dû à une poussée de purpura sur la muqueuse duodénale ayant retenti sur l'orifice du canal cholédoque ? C'est une question

(1) *Berlin. Klin. Wochenschr.*, XI, 51, 1874

qu'on peut se poser, les hémorrhagies purpuriques se montrant aussi bien dans le duodénum que dans le reste de l'intestin.

Si les troubles hépatiques sont peu fréquents, il n'en est pas ainsi de ceux de l'appareil urinaire. Indépendamment des hémorrhagies qui peuvent se faire par le rein ou par la muqueuse vésicale, il peut y avoir comme dans les maladies infectieuses de l'albuminurie. Cette albuminurie peut exister en dehors de toute hématurie ; on peut la rencontrer alors que l'examen microscopique des urines n'accuse aucune hémorrhagie. Son intensité est tout à fait variable, cependant elle est souvent peu considérable, et de plus *très intermittente.*

En examinant les urines des malades des observations I et X, nous avons constaté nettement ces variations ; même en nous servant du réactif de Tanret nous n'apercevions certains jours aucune trace d'albumine, alors que la veille il y en avait en quantité notable, et que quelques temps après on en trouvait de nouveau pendant un jour ou deux. Pour M. Mollière (1), d'accord avec M. Renaut, il ne s'agirait pas d'un processus inflammatoire, d'une néphrite aiguë, mais bien d'un œdème congestif, « d'un coryza du rein » suivant l'expression de M. Renaut. Il s'agirait d'une inflammation congestive essentiellement légère, mobile et fugace et très probablement de nature parasitaire, ayant beaucoup d'analogie avec les complications rénales de l'érysipèle par exemple. Nous admettrions volontiers avec M. Mollière qu'il se fait dans le purpura du côté des reins de véritables décharges microbiennes qui sont attestées par la présence d'albumine dans l'urine, d'où l'intermittence de cette albuminurie.

A l'inverse des reins, les poumons et le cœur sont au contraire d'ordinaire épargnés. En dehors des cas assez rares où il y a hémoptysie, les poumons ne sont atteints que tardivement, le plus souvent du moins ; il peut y avoir alors de la congestion pulmonaire. Dans certains cas on peut voir survenir de l'œdème pulmonaire en même temps que de l'anasarque (Obs. VII).

Il y a, mais tout à fait exceptionnellement, des lésions cardiaques et on peut même alors parfois se demander s'il n'y a pas coïncidence d'une lésion cardiaque antérieure avec l'affection nouvelle. En dehors des souffles anémiques qui même n'existent pas toujours chez les enfants, la règle est que le cœur soit respecté. C'est là un caractère

(1) *Loco citato.*

important du purpura primitif et qui dans les formes graves le différencie complètement de l'endocardite infectieuse.

Etant donné la théorie nerveuse du purpura admise par un certain nombre d'auteurs, il était naturel de rechercher quel retentissement avait le purpura sur le système nerveux central. Or, en ce qui concerne l'état cérébral, la maladie qui nous occupe est loin de retentir habituellement sur lui ; il est au contraire fréquent de voir persister l'intégrité des fonctions intellectuelles dans un grand nombre de cas qui se terminent d'une façon funeste. Dans la plupart des purpuras qui s'accompagnent d'hémorrhagies graves et même de fièvre, le délire manque. C'est même un fait étrange de voir les malades si calmes, présentant tout au plus un peu d'abattement pendant les recrudescences de la maladie. Le petit malade de notre observation I, bien que couvert de taches de purpura, bien que perdant son sang par la muqueuse gingivale et par l'anus, était venu à pied jusqu'à la salle et jouait encore pendant que nous l'interrogions. Cependant, il peut y avoir dans certains cas des phénomènes souvent plus prononcés, comme nous le verrons dans la suite.

Peut-on voir apparaître dès le début même de l'affection des troubles directement imputables au système nerveux? Un des malades dont nous avons pris l'observation (Obs. VIII) présentait lors de son entrée des symptômes qui faisaient songer à une paraplégie et qui par suite de leur courte durée semblèrent sous la dépendance d'un état congestif de la moelle. Dans une observation d'Halbrecht (1), une malade était atteinte de purpura et en même temps présentait des symptômes nerveux qui pouvaient faire penser à une méningite.

Voici le résumé de cette observation :

Jeanne, âgée de 10 ans, tempérament lymphatique, d'une constitution assez forte cependant, entre à l'hôpital Saint-Pierre avec de nombreuses taches purpuriques qui seraient survenues après une forte correction de ses parents ; elle est dans un état d'anéantissement profond, sa physionomie exprime la stupeur, ce n'est que par des instantes sollicitations qu'elle répond aux questions qu'on lui pose ; elle se plaint de céphalalgie, ses membres ce contractent, alors elle crie et s'agite, vomissements fréquents, douleurs adbominales, passagères, fixité du regard et indifférence à tout ce qui l'entoure ;

(1) *Presse médicale belge*, 1881, p. 273.

pouls irrégulier, température normale; de temps en temps elle paraît s'élever et cette élévation est suivie d'une transpiration de courte durée ; taches purpuriques sur plusieurs parties du corps. Les jours suivants: selles sanguinolentes, contractures des membres, prostration, vomissements alimentaires et bilieux, puis tout s'amende; on permet à la malade de se lever, alors apparaissent de nouvelles taches purpuriques et les selles redeviennent sanguinolentes, mais aucun des symptômes nerveux ne se montre de nouveau et bientôt la malade peut quitter l'hôpital.

Ainsi en dehors des symptômes nerveux qui peuvent résulter d'une hémorrhagie cérébrale, complication heureusement rare, on peut voir également certains troubles nerveux d'une gravité beaucoup moindre et qui semblent plutôt dus à des phénomènes congestifs.

Nous ne ferons que signaler la possibilité des troubles de l'ouïe ou de la vue. Ces troubles résultent d'hémorrhagies. Les hémorrhagies rétiniennes présentent ceci d'intéressant qu'elles sont visibles à l'ophthalmoscope et pourraient peut-être aider au diagnostic dans certains cas douteux, surtout lorsqu'elles ont lieu au début de la maladie.

Tels sont les symptômes qui caractérisent le purpura hémorrhagique; ce qui prédomine, ce sont les hémorrhagies. Il en résulte que le faciès du malade est celui d'un anémique; mais, alors même que les hémorrhagies viscérales font défaut ou sont peu prononcées, alors même que les hémorrhagies cutanées sont peu étendues, le visage est d'ordinaire très pâle ; le malade a l'air gravement débilité. Sa physionomie est souvent comparable à celle des individus atteints d'endocardite ulcéreuse.

L'existence de la fièvre et son intensité sont subordonnées à la gravité de l'attaque de purpura.

Le début de l'affection est variable ; tantôt des taches purpuriques multiples apparaissent en plusieurs points du corps sans qu'il y ait eu aucun symptôme antérieur; tantôt au contraire, il y a une période de malaise caractérisée par des troubles vagues : de la céphalalgie, de la diminution de l'appétit, des douleurs de reins; tantôt des phénomènes gastriques ouvrent la scène : il y a des vomissements répétés ; tantôt des phénomènes généraux graves apparaissent rapidement. Dès le début la fièvre est vive, l'abattement est grand.

La maladie une fois constituée n'évolue pas d'une façon régulière et continue; elle offre de nombreuses alternatives d'amélioration et de recrudescence; elle procède par à coup et tel malade qui la veille semblait en pleine convalescence est repris de nouveaux accidents dont la gravité peut ne le céder en rien aux premiers. Bien plus si le malade qu'on croyait guéri quitte le lit, de nouvelles manifestations peuvent se montrer. Ce n'est généralement qu'après plusieurs poussées successives que la guérison est définitive.

Rien de plus irrégulier que ces attaques de la maladie; elles peuvent se produire à quelques jours, à quelques semaines et même à quelques mois d'intervalle. Cette intermittence des phénomènes serait bien favorable à la théorie de l'infection; elle s'explique facilement si on admet la présence de micro-organismes qui repullulent à plusieurs reprises dans l'économie jusqu'à ce qu'ils aient été tous rejetés au dehors. Il en résulte que, suivant les cas, la maladie est ou bien fort bénigne se réduisant à une simple poussée, ou bien très grave et emporte le malade après des atteintes successives.

Le purpura primitif peut affecter des formes très différentes, à tel point qu'on pourrait croire tout d'abord qu'il s'agit de maladies complètement distinctes, s'il n'existait entre chaque forme des cas intermédiaires capables d'en attester la parenté. A côté d'une forme bénigne dont le type est la maladie décrite par Werlhof, il existe des formes beaucoup plus graves caractérisées par un état typhoïde ou par une marche suraiguë. Enfin le purpura peut affecter une forme pseudo-rhumatismale ou même présenter des phénomènes de gangrène.

Nous allons étudier successivement chacune de ces formes.

CHAPITRE II

FORMES DU PURPURA HÉMORRHAGIQUE PRIMITIF

Maladie de Werlhof.

Nous avons négligé à dessein d'employer le nom de maladie de Werlhof comme synonyme de purpura hémorrhagique. La maladie de Werlhof n'est en effet qu'une des formes de l'affection que nous étudions, c'est la forme bénigne par excellence.

Les observations publiées par Werlhof et ses élèves se rapportent à des cas d'hémorrhagies cutanées et muqueuses se produisant sans fièvre et guérissant en quelques jours (1).

Le grand mérite du médecin de Hanovre a été de constater clini quement la coexistence des hémorrhagies cutanées et muqueuses et de faire de la maladie qu'il observait une entité distincte à laquelle il a donné le nom de morbus maculosus ; mais il en a fait une affection exclusivement bénigne et apyrétique.

Voici d'ailleurs comment s'exprime Wichmann au sujet de son maître : « Werlhof a, si je ne me trompe, eu le mérite d'appeler le premier l'attention de ses confrères sur ce fait qu'il existe des pétéchies sans fièvre bien moins dangereuses que les éruptions fébriles, et qui n'offrent rien d'effrayant pour les médecins. » On a donné depuis le nom de maladie de Werlhof a des états fort différents au point de vue de la gravité et bien différents également par leurs symptômes des cas décrits par l'auteur du morbus maculosus.

Quoi qu'il en soit, et c'est là un point que nous tenons à établir, il existe une forme particulièrement bénigne en quelque sorte, une forme atténuée du purpura primitif. Cette forme se caractérise par des hémorrhagies cutanées et par des hémorrhagies muqueuses plus ou moins intenses ; elle se distingue par le peu de réaction générale. Les hémorrhagies sont les seuls symptômes et la gravité que peut présenter la maladie résulte seulement de leur abondance ou de

(1) LASÈGUE. *Étude rétrospective sur la maladie de Werlhof. Archives de méd.*, 1877, p. 586.

leur siège. Si l'écoulement de sang est trop grand, alors, comme toutes les fois qu'il y a perte de sang trop considérable, la syncope est à craindre; enfin, si l'hémorrhagie se fait dans l'encéphale, la mort peut en être la conséquence.

Notre observation II est un bel exemple de la maladie de Werlhof: début brusque, sans prodromes, sans cause appréciable, guérison en quelques jours et définitive. Mais la température qui a été prise avec soin indique pendant les deux ou trois premiers jours un certain degré d'hyperthermie : 38°,5 le jour de l'entrée, 38°,5 le surlendemain, puis la température reste à 38°,1 et enfin tombe à 37°.

En ce qui concerne la température il est fréquent dans cette maladie de la voir s'élever sans motif et souvent une élévation coïncide avec une poussée hémorrhagique; c'est ce que nous avons pu constater sur le malade de l'observation I. Chez ce petit malade tout au début pouvait faire supposer qu'il s'agissait d'une maladie de Werl hof et que celle-ci allait évoluer en quelques jours, lorsque cependant sans cause apparente une poussée fébrile est apparue: la température a monté à 38°,5, puis ensuite sans doute sous l'influence des hémorrhagies abondantes qui ont eu lieu elle est tombée à 36° pour remonter après au-dessus de 38° et osciller autour de 38° pendant que les symptômes restaient graves. Si la température n'eût pas été prise chaque jour on n'aurait pas constaté ces élévations thermiques, en particulier l'ascension brusque qui s'est faite la veille de l'apparition des hémorrhagies intestinales, ascension comparable à celle qu'on voit si souvent survenir dans la fièvre typhoïde lorsqu'il va se produire une hémorrhagie par l'intestin; on aurait alors pu croire à une apyrexie complète qui n'existait pas.

Les autres tracés thermiques de nos malades accusent également, sinon une élévation grande de la température, du moins une certaine augmentation de celle-ci. Elle atteint fréquemment 38° et oscille au niveau de ce degré. De plus, pour affirmer qu'il n'y a pas eu élévation plus grande au moment où la poussée purpurique s'est faite, il faudrait avoir pu prendre la température du malade dès le début, avant et au moment même de l'apparition des taches hémorrhagiques. Dans l'observation XIII il n'y avait pas d'élévation thermique au moment de l'entrée du malade, mais celui-ci déclarait avoir ressenti de la fièvre avant son admission à l'hôpital. Malheureusement le plus souvent les malades ne se présentent à l'examen qu'une fois la maladie déclarée ; par suite un certain nombre de cas où une poussée de fièvre aura accompagné l'éruption hémorrhagique pourront être considérés à tort comme complètement apyrétiques. Quoi qu'il en soit il existe une forme de purpura hémorrhagique, où l'élément fébrile est peu prononcé ou nul ; mais cependant lors même que la maladie semblait apyrétique il peut parfois survenir des poussées fébriles, coïncidant d'ordinaire avec de nouvelles manifestations hémorrhagiques. Aussi la distinction entre le purpura fébrile et le purpura sans fièvre ne saurait-elle être bien solide.

Le diagnostic de la maladie de Werlhof avec l'hémophilie est en général facile : les antécédents héréditaires et personnels du malade, l'apparition des hémorrhagies à l'occasion du moindre traumatisme, l'origine le plus souvent traumatique de celles qui existent, empêcheront toute confusion. Le diagnostic doit être fait avec le scorbut ; mais dans la vraie maladie de Werlhof il n'y a pas de gingivite intense, à peine quelquefois un léger suintement sanguin au niveau des gencives un peu fongueuses ; le plus souvent, les malades sont robustes et n'ont subi aucune des privations qui engendrent d'ordinaire le scorbut. Enfin, il est un diagnostic qui est parfois fort difficile, c'est le diagnostic entre les taches purpuriques et les ecchymoses résultant de mauvais traitements. Comme le dit notre excellent ami Perrin de la Touche (1), dans sa thèse si intéressante sur les ecchymoses cutanées étudiées au point de vue médico-légal, c'est l'absence ou le peu de fièvre jointe à l'étendue souvent considérable des ecchymoses qui occasionne l'erreur.

M. Descouts (2) rapporte une observation fort instructive à cet égard, mais que malheureusement vu sa longueur nous ne pouvons reproduire ici dans sa totalité. En voici du moins le résumé :

Il s'agit d'un enfant, jeune garçon de onze ans, admis le 13 mars 1883, à l'hôpital des Enfants-Malades et mort subitement le même jour une demi-heure après son entrée. Ce jeune enfant, à la suite d'habitudes de vagabondage, avait été placé par son père à l'école Crozatier à Villepreux, école

(1) Thèse de Paris, 1885.
(2) *Bull. de Soc. de méd. lég.*, t. VIII, p. 318, 1885.

appartenant à la Société de protection de l'enfance abandonnée. Au bout de trois semaines environ, le président de la Société écrit au père de l'enfant, déjà souffrant au moment de son entrée, que l'état de santé de celui-ci s'est aggravé au point de nécessiter son admission dans un hôpital ; il renvoie l'enfant à sa famille. Le père le présente à la consultation de l'hôpital Beaujon ; il n'est pas admis en raison de son jeune âge ; il n'est du reste même pas reconnu assez malade pour obtenir une ordonnance médicale. Conduit le samedi 10 mars à la consultation de l'hôpital des Enfants-Malades, il n'est pas trouvé assez malade pour être admis : les nombreuses taches bleuâtres offrant l'aspect de contusions ecchymotiques, dont l'enfant était couvert sont considérées à la consultation comme le résultat de mauvais traitements. Ramené dans sa famille, l'enfant est vu deux ou trois fois par un médecin qui fait le diagnostic : contusions suites de violence. Enfin dans la nuit du 12 au 13 mars, l'enfant est pris d'épistaxis et de vomissements sanguins abondants ; conduit à l'hôpital des Enfants-Malades, il est admis d'urgence dans la journée du 13 mars ; entré à trois heures et demie de l'après-midi, il meurt le même jour à quatre heures. Le commissaire de police délègue un médecin pour établir les causes du décès. En présence des ecchymoses qu'il constate à la surface de la peau et de la forme qu'elles offrent, le docteur conclut à leur nature traumatique et croit la mort causée par des lésions internes dont l'autopsie pourra seule établir la nature. Le parquet ordonne l'autopsie et le docteur Descouts, constatant non seulement l'existence d'ecchymoses cutanées multiples, mais encore d'ecchymoses sur les muqueuses de l'estomac, de l'intestin grêle, et trouvant du sang épanché dans les cavités viscérales, conclut que la mort a été occasionnée par l'état pathologique connu sous le nom de maladie de Werlhof.

Ces conclusions eurent pour résultat l'abandon par le parquet de l'inculpation de « mauvais traitements » portée contre les parents de cet enfant par le commissaire de police. « Que serait-il arrivé, dit M. Descouts, si l'enfant au lieu de mourir avait guéri de la maladie dont il était atteint ? Il eut été très difficile pour les parents d'échapper à la poursuite judiciaire résultant de l'inculpation portée contre eux, d'autant plus que celle-ci reposait sur des constatations médicales faites par plusieurs médecins. »

Cette observation montre bien l'importance du diagnostic et sa difficulté. Au moment même où nous la transcrivons nous venons de nous trouver en présence d'une petite malade pour l'affection de laquelle le diagnostic offre les mêmes difficultés. (Obs. IV.)

Il vient d'entrer salle Ste-Geneviève une fillette de 11 ans, qui présente sur les bras et sur la face des ecchymoses violacées assez volumineuses, de coloration différente comme intensité ; ces ecchymoses ne s'accompagnent en aucun point du corps de petites taches purpuriques nettes. Malgré un examen attentif de la muqueuse buccale nous n'y voyons aucune tache hémorrhagique. Il ne s'est fait aucune hémorrhagie par les muqueuses ; il n'y a pas de sang coagulé ni au niveau de l'orifice des fosses nasales ni au niveau de l'anus. L'enfant est entrée récemment dans le service de M. le Dr Simon pour une coqueluche à la suite de laquelle a succédé une toux coqueluchoïde avec signes d'adénopathie trachéo-bronchique droite vraisemblablement tuberculeuse. Les renseignements que nous pouvons recueillir sur les parents ne permettent pas, il est vrai, de les soupçonner d'avoir maltraité l'enfant ; mais on sait combien il est difficile d'être édifié sur ce point. L'interrogatoire de la petite malade semblerait devoir trancher toute difficulté ; il n'en est rien : un enfant victime de mauvais traitements n'ose pas avouer la vérité de peur d'avoir à se repentir de sa franchise.

A défaut d'ecchymoses nettes sur les muqueuses, à défaut d'hémorrhagie nasale ou autres, à défaut de la présence de pétéchies en un point de la surface cutanée, sur quoi pourrait-on fonder le diagnostic ? Peut-être l'état de pâleur spéciale du sujet, quand il n'y a pas en même temps d'amaigrissement, pourrait-il faire songer au purpura ? Mais, le plus souvent, il faudra rester sur la réserve et sans se hâter de conclure à la nature traumatique des ecchymoses, tenir quelque temps le malade en observation, autant que possible loin de son entourage habituel, et voir s'il ne se produira pas d'autres accidents révélateurs du purpura hémorrhagique ou même de nouvelles ecchymoses semblables aux précédentes, mais cette fois sûrement développées en dehors de tout traumatisme. C'est ainsi qu'en examinant le lendemain la petite malade dont nous avons parlé, nous avons pu voir sur la muqueuse de la joue droite une petite tache purpurique nette de la dimension d'une tête d'épingle. La forme de cette tache, son apparition en quelque sorte sous nos yeux pouvait suffire à affirmer le diagnostic de purpura hémorrhagique.

Dans l'observation publiée par M. Descouts, nous voyons un purpura hémorrhagique qui semble avoir été au début une vraie maladie de Werlhof, dont la bénignité était telle qu'aucun des médecins qui ont vu l'enfant ne voulait le considérer comme malade, et cependant brusquement tout s'aggrave et en quelques heures il succombe.

Il est en effet impossible alors qu'un individu est atteint de maladie de Werlhof de porter un pronostic certain. Le médecin, qui, se fondant sur l'apparence bénigne de la maladie, sur l'aspect régulier de sa marche, se hâterait de conclure à une issue heureuse, s'exposerait à de grands mécomptes. Rien n'est plus irrégulier, rien n'est plus imprévu que l'évolution de la maladie de Werlhof. Du matin au soir, la scène change et tel malade qu'on croyait guéri est tout à coup en butte à des accidents d'une intensité extrême qui peuvent l'emporter.

En dehors des hémorrhagies, dont l'abondance peut causer la mort du malade, en dehors de la syncope possible, il peut y avoir une transformation complète de la maladie et à l'apyrexie peut succéder rapidement un état fébrile et même une adynamie plus ou moins prononcée (Observation I). Ce sont là des formes de transition entre la maladie décrite par Werlhof, purpura hémorrhagique bénin, et les autres variétés plus graves que nous aurons a décrire.

Forme typhoïde.

La forme typhoïde a été signalée par M. Mathieu (1); il la considère comme caractéristique de la nature infectieuse de certains purpuras : « Le purpura hémorrhagique, dit-il, se produit dans des conditions telles, avec un tel cortège de symptômes fébriles, typhoïdes, que son origine infectieuse ne peut guère être mise en doute, bien que la nature exacte de cette origine ne puisse être précisée. Il s'agit là d'infections innominées, d'empoisonnements zymotiques dont la nature nous échappe ». Mais c'est surtout dans la thèse de M. Gomot (2) que le purpura à symptômes typhoïdes a été étudié. Cet auteur le considère comme une affection essentielle, il lui donne le nom de typhus angéio hématique.

Dans cette forme, le début peut être brusque : il y a de la fièvre, de la céphalalgie, de la courbature générale, ainsi qu'on peut le voir dans

(1) *Loco citato.*
(2) *Du purpura idiopathique aigu*, Paris, 1883.

— 29 —

une observation rapportée par M. Hérard (1); mais le plus souvent le
début est lent. Il survient progressivement du malaise général, puis
de la courbature, de la céphalalgie, de l'anorexie, et assez fréquemment de la constipation. Cet état peut persister plus ou moins long-
temps, la durée en est parfois très courte; mais, d'autres fois, on
peut le voir exister une quinzaine de jours.

Dans certains cas, comme dans notre observation VIII, il survient
brusquement de l'inappétence, puis des douleurs dans les membres; en même temps, il y a de la constipation et des vomissements.

Enfin, cet état typhoïde peut se montrer secondairement, l'affection débutant comme une maladie de Werlhof ne devient fébrile et
grave que consécutivement (observation I).

La maladie une fois constituée se caractérise généralement par
des manifestations hémorrhagiques cutanées et muqueuses.

L'une ou l'autre pourrait cependant faire défaut ainsi que dans l'observation de M. Vidal (2) où les manifestations cutanées manquaient.
Rien ne différencie d'ailleurs ces hémorrhagies, excepté peut-être
leur intensité et la répétition des poussées cutanées ou muqueuses.
Dans la forme typhoïde, il y a d'ordinaire des troubles de l'appareil
digestif; en dehors des vomissements qui peuvent exister, on constate un certain état saburral, de l'inappétence, de la constipation au
début, plus tard souvent de la diarrhée. La langue est sèche, blanche
ou même fuligineuse; elle est, en outre, parfois tremblante. Les na
rines peuvent être pulvérulentes (Observation VIII).

Mais ce qui imprime un cachet spécial à cette forme de purpura,
c'est l'intensité de l'abattement, la prostration physique du malade
avec conservation de l'intelligence qui persiste souvent jusqu'au dernier moment ou fait place à un délire passager, d'ordinaire calme et
ne nécessitant pas l'emploi de la camisole. C'est un délire de parole et
non d'action, ce qui est plus en rapport avec la dépression physique.

La température est d'une façon générale élevée, dépassant 38° et
montant même à plus de 39°, mais l'hyperthermie n'est pas régulière:
elle subit comme tous les symptômes une recrudescence à certains
moments.

Dans l'observation VIII nous voyons la température atteindre 38°

(1) *Loco citato.*
(2) *Soc. Clinique,* 12 juillet 1878.

le jour de l'entrée, osciller aux environs de 37° pendant quatre jours, puis s'élever de nouveau à 38°,5 pour tomber au-dessous de la normale sous l'influence des hémorrhagies intestinales, remonter ensuite à plus de 38°, dépasser 39° et finalement atteindre au moment de la mort plus de 40°. Le tracé thermique du malade dont M. Gomot rapporte l'histoire est à peu près semblable à celui dont nous venons de parler. On y voit également la cessation de la fièvre, mais seulement pendant un jour, et au moment de la mort la température atteint aussi plus de 40°. Le mélæna est aussi accompagné d'élévation de la température; mais celle-ci ne s'abaisse pas après son apparition, elle reste élevée et même augmente encore. Que l'hémorrhagie intestinale soit suivie d'un abaissement de la température ou non; ce qu'il importe de retenir, c'est qu'elle est accompagnée de fièvre et qu'elle est par suite le résultat d'une congestion active, d'une fluxion. Quand on examine l'urine, on y trouve parfois de l'albumine et cette albuminurie peut exister, comme nous l'avons dit, alors même qu'il n'y a pas eu encore d'hématurie. Mais l'albuminurie n'est pas constante et, bien que nous ayons examiné avec grand soin les urines de notre malade, nous ne l'avons constaté à aucun moment. A la percussion de la région splénique tantôt et le plus souvent on ne trouve pas d'augmentation de l'organe, tantôt il peut y avoir accroissement de la matité splénique, sans que cependant le palper permette de sentir la rate au-dessous des fausses côtes.

Le purpura à forme typhoïde est grave et la mort en est fréquemment la conséquence; cependant elle n'est pas fatale. La durée de l'affection est variable; elle peut être de trois ou quatre semaines, mais elle est souvent plus courte. La mort survient par suite de l'aggravation de l'adynamie; parfois le malade succombe dans le coma.

Existe-t-il une fièvre typhoïde s'accompagnant de phénomènes hémorrhagiques et de purpura qu'il faille distinguer du purpura hémorrhagique essentiel à forme typhoïde? Ce fait semble indiscutable et l'observation suivante de Cazalis en est un exemple. Il rapporte l'histoire d'une fille de 16 ans, dont la peau était couverte de purpura et qui en même temps présentait sur le ventre des taches rosées lenticulaires; il y avait en outre des phénomènes adynamiques. Elle meurt dans le coma, et à l'autopsie on constate des ulcérations des plaques de Peyer et une augmentation du volume de la rate.

Il faut donc avant de porter le diagnostic de purpura à forme typhoïde s'assurer qu'il ne s'agit pas de fièvre typhoïde compliquée de purpura. La présence des taches lenticulaires qui s'effacent à la pression du doigt, la marche des symptômes, l'apparition du purpura comme phénomène simplement surajouté dans le cas de fièvre typhoïde, les vomissements, les rémissions thermiques, irrégulières dans le cas de purpura, permettront ce diagnostic.

Forme suraiguë.

A côté de la forme typhoïde il nous faut placer ici, une autre forme de la maladie qui présente un degré de gravité encore plus grand. Ce n'est plus en quelques semaines au milieu de phénomènes adynamiques de plus ou moins longue durée que les malades sont emportés; c'est en quelques jours, peut-être en quelques heures qu'ils succombent à cette forme d'une gravité exceptionnelle.

Nous devons à l'obligeance de M. le Dr Ollivier une observation particulièrement importante au point de vue de l'étude de cette forme.

M. Ollivier fut appelé au mois d'avril dernier en consultation pour un homme de 37 ans qui après avoir ressenti un certain degré de courbature pendant quelques jours s'aperçut le 20 avril qu'il avait des taches de purpura disséminées sur le corps. Le soir même, il y eut une épistaxis si abondante qu'elle nécessita le tamponnement. Le 21 avril, M. Ollivier trouve le malade dans l'état suivant : les traits sont profondément altérés, il n'y a *aucune trace d'éruption autre que le purpura*, rien de particulier *dans la gorge*. Les jointures et les muscles ne sont le siège d'aucune douleur. Léger suintement par le nez malgré le tamponnement; les gencives sont un peu saignantes, mais non tuméfiées ni ramollies. Soif très vive dans la nuit; vomissement de sang probablement avalé; le corps est couvert de taches purpuriques, dont quelques-unes constituent de véritables ecchymoses. Rien dans la poitrine, rien au cœur, sauf un souffle anémique à la base; température 39°,2. La nuit précédente, un peu de délire, mais le calme est revenu au matin et il a parfaitement conscience de sa situation. Dans l'après-midi, nouvelles poussées de taches, et mort du malade sans qu'il ait présenté de nouveaux symptômes d'excitation cérébrale.

La maladie était survenue sans cause appréciable chez un individu robuste, indemne de tout excès alcoolique et chez lequel on pouvait seulement relever une émotion morale éprouvée deux ans auparavant, émotion dont il était d'ailleurs complètement remis.

Voici donc un cas de purpura qui emporte le malade en l'espace de trois jours. Dans l'observation de M. Hérard (1) c'est en quatre jours que le malade succombe. Imlach (2) rapporte l'histoire d'une jeune fille qui meurt en cinq jours. Deux observations d'Alix (3) concernent deux soldats qui sont emportés l'un en cinq jours, l'autre en quatre. Gibbons a vu périr en seize heures un enfant de trois ans.

Les cas de morts rapides avec des phénomènes considérés comme purpuriques sont extrêmement nombreux. Mais immédiatement une question se présente : s'agit-il bien dans ces cas de purpura hémorrhagique et non d'hémorrhagies à forme purpurique, comme par exemple il peut en exister dans la variole hémorrhagique et la scarlatine hémorrhagique. La première de ces maladies a été fort souvent confondue avec le purpura hémorrhagique; il en est probablement de même de la seconde bien que la fréquence de la scarlatine hémorrhagique soit beaucoup moins grande et que les observations de scarlatine hémorrhagique soient peu nombreuses (4).

Cependant il semblerait peu clinique d'admettre qu'un purpura hémorrhagique puisse devenir mortel en onze jours (Obs. de M. Huchard); en quatorze (Obs. de Gomot); en sept jours (Obs. de M. Barthélemy) et ne puisse pas emporter le malade en moins de temps. Certes, le diagnostic entre cette forme suraiguë du purpura et les fièvres éruptives hémorrhagiques est difficile; mais cependant si comme dans l'observation de M. Ollivier, il n'existe aucune trace d'éruption surajoutée, s'il n'y a pas d'angine, si la langue ne présente aucune modification de son épithélium, s'il n'y a que peu ou point de délire, s'il n'y a après la mort du malade aucun cas de

(1) *Loco citato.*
(2) *Monthly Journ. ang.*, 1851.
(3) *Lyon médical*, 1878, p. 479.
(4) MEYER. *Scarlatine hémorrhagique.* Thèse de Paris, 1887.

variole, de scarlatine dans l'entourage, s'il n'y avait avant sa maladie aucune épidémie de ce genre, il semble qu'on est en droit d'admettre qu'on a affaire à un cas de purpura hémorrhagique à marche
exceptionnelle.

Dans ces cas particulièrement intenses, on a pu se demander s'il
n'y avait pas eu empoisonnement. Certaines substances, entre autres
le phosphore, peuvent en effet donner lieu à des symptômes analogues ; c'est un diagnostic différentiel qu'il ne faudra pas négliger.

Purpura à forme gangréneuse.

La variété de purpura dont nous allons nous occuper n'est plus
comme les précédentes une forme qui doit ses caractères propres
soit à la rapidité de l'évolution de la maladie, soit à l'intensité ou à
la bénignité des phénomènes généraux. Au contraire, ce sont les
phénomènes locaux qui dominent le tableau morbide; c'est leur
intensité qui le caractérise.

D'ordinaire le purpura hémorrhagique s'accompagne d'une extra-
vasation sanguine plus ou moins notable; il y a parfois des ecchymoses d'une étendue variable, mais en général peu considérable.
Dans la variété que nous avons en vue l'hémorrhagie peut dépasser
les limites habituelles, constituant des infiltrations larges du tégument. La surface cutanée atteinte par l'hémorrhagie est parfois considérable. S'agit-il alors de la rupture d'un seul vaisseau volumineux
et d'un épanchement sanguin notable s'infiltrant dans les parties
voisines ? Nullement, c'est une rupture des vaisseaux de petit calibre;
mais cette rupture ne se fait plus en un point unique comme pour
les autres taches purpuriques; elle a lieu dans une étendue considérable et sur un grand nombre de points en même temps, d'où l'intensité des phénomènes ; c'est en un mot l'exagération des taches
ecchymotiques habituelles. Mais il résulte de l'étendue de cette
infiltration que la nutrition de la peau est fortement troublée et que
par suite sa mortification est à craindre.

Le sphacèle dans le purpura présente de nombreux degrés; il peut
aller de la simple mortification épidermique jusqu'à la gangrène la
plus étendue; on peut, comme nous l'avons constaté chez plusieurs
de nos malades, par exemple au niveau des téguments de l'oreille,
lorsqu'il y a eu des ecchymoses un peu intenses, voir se produire

une desquamation épidermique. C'est là un degré bien léger de mortification; mais à côté et chez le même malade, il peut survenir une mortification qui atteint non seulement toute l'épaisseur des téguments, mais encore les muscles. Les os eux-mêmes ne sont pas toujours épargnés. Le petit malade de notre observation X perdit un séquestre provenant de l'olécrâne mise à nu.

Le tableau des malades présentant des infiltrations est tellement différent du purpura hémorrhagique habituel qu'on aurait peine à reconnaître ce dernier, si à côté de ces infiltrations on ne trouvait pas, comme chez notre malade, quelques taches ecchymotiques en d'autres points, une tache purpurique conjonctivale ou une légère épistaxis.

Dans une observation de Worms (1) à la suite de vastes ecchymoses sur l'épaule droite et le bras gauche, il se fit une gangrène de ces parties et à la chute des eschares il resta des plaies profondes et déchiquetées qui d'ailleurs se cicatrisèrent facilement. Dans cette observation comme dans la notre, le purpura était presque exclusivement cutané.

Lors de ces infiltrations étendues, le malade peut succomber à la maladie avant que la gangrène ne se soit produite. C'est ce qui nous semble avoir eu lieu dans un cas fort curieux rapporté par M. Charron (2). L'auteur, sous le nom de purpura foudroyant, rapporte l'histoire d'un enfant de trois ans, qui, sans antécédents autres qu'un degré assez prononcé de rachitisme, présentait des taches rougeâtres siégeant sur le corps et les membres, ayant une dimension assez grande ; elles augmentèrent consécutivement au point d'atteindre les dimensions d'une pièce de cinq francs. D'abord localisées aux membres inférieurs, les taches occupèrent ensuite la totalité du tronc. Elles ont augmenté avec une grande rapidité sous les yeux de ceux qui entouraient le malade et sont devenues noires à leur centre, où elles se sont couvertes de petites phlyctènes remplies de sérosités sanguinolentes. Quand l'enfant fut présenté pour la première fois à la consultation du Dr Charron, les orteils du pied gauche offraient une coloration noire, étaient froids, recouverts de phlyctènes *comme dans la gangrène*, mais l'odeur caractéristique de celle-ci faisait défaut. En quarante-huit heures, après un très court accès

(1) *Gazette hebdomadaire*, 1860, p. 481.
(2) *Observations relatives à la pédiatrie*. Bruxelles.

d'éclampsie, l'enfant était emporté. A l'autopsie, partout où les taches existaient, on trouve le tissu conjonctif sous-cutané épaissi ; la peau elle-même est le siège d'une infiltration sanguine uniforme ; le tissu cellulo-adipeux sous-cutané à leur niveau est infiltré de serosité sanguinolente. Sur la moitié postérieure du crâne, on constate la même pénétration du sang extravasé dans toute l'épaisseur de la peau et du tissu cellulaire sous-cutané ; le tissu conjonctif immédiatement appliqué sur le crâne est en cet endroit d'un rouge foncé, et l'infiltration sanguine s'étend jusque dans l'épaisseur de la substance osseuse, qui présente une vive injection.

Henoch (1) a communiqué à la Société de médecine de Berlin plusieurs cas analogues aux précédents. Il insiste également sur l'aspect sphacélique des parties ecchymosées ; mais, comme Charron, il n'a pas trouvé l'odeur caractéristique de la gangrène et sur ce seul fait il écarté celle-ci. Cependant si on rapproche les cas publiés par ces deux auteurs de celui de notre malade, on trouve les mêmes infiltrations considérables et la différence qui les distingue du nôtre, c'est que la mort, s'était produite trop rapidement, les parties mortifiées n'ont pas eu le temps de se putréfier. Il y a en effet deux périodes à considérer, la première de simple mortification. N'étant plus alimentés suffisamment par suite du trouble qu'apporte à la circulation l'infiltration sanguine, les tissus se mortifient ; puis en second lieu il se fait un envahissement de ces tissus par les organismes de la putréfaction, d'où l'odeur caractéristique. Dans l'observation X, ces phénomènes se sont succédé d'une façon très appréciable. Lorsque le malade se présenta pour la première fois à nous (voir planche II), il y avait simplement une infiltration sanguine considérable de la partie droite de la face et du cou en même temps qu'une infiltration semblable des deux membres supérieurs au niveau de leur partie moyenne, surtout autour des coudes, et une ou deux phlyctènes en ce point. Plus tard seulement les tissus présentèrent des phlyctènes plus nombreuses, puis subirent une putréfaction qui sur les bras notamment s'accompagna de la coloration verdâtre caractéristique. Alors, et malgré l'antisepsie qu'on s'était efforcé de faire, avec la putréfaction apparut l'odeur spéciale de la gangrène. Enfin, dans une troisième période un sillon

(1) *Berlin. Klin. Wochensch.*, 3 janvier 1887.

d'élimination s'établit et finalement les parties mortifiées, privées de toute attache circulatoire, se desséchèrent et furent ensuite expulsées.

La chute des eschares laissa à nu les parties sous-jacentes ; il en résulta une véritable dissection des tissus, dissection qui permettait au niveau du pli du coude de juger sur le vivant des dispositions de l'expansion aponévrotique du biceps et de celle des veines superficielles de la région. Ailleurs les tendons des muscles devenaient visibles et s'exfoliaient consécutivement. On conçoit l'intensité et la longue durée de la suppuration, conséquence de plaies si étendues. Bien que le malade fût entré le 10 septembre 1887, la cicatrisation de ces plaies n'est pas encore en ce moment, 20 janvier 1888, complètement achevée, malgré des greffes avec de la peau de grenouille ou de l'épiderme humain.

Le sphacèle dépend-il de l'introduction dans l'organisme à la fois de microbes producteurs de la gangrène et de celui qui, comme nous le verrons, paraît engendrer le purpura ? Est-il le résultat d'une infection gangréneuse locale et consécutive, se produisant sur un tissu dont la vitalité est gravement troublée par l'intensité de l'inflammation accompagnant les taches ecchymotiques étendues ? Nos deux observations VIII et X sont favorables à cette dernière interprétation ; dans l'une et l'autre, au niveau et autour des ecchymoses, il existait un état inflammatoire intense. Il en était de même dans l'observation de Worms à laquelle nous avons fait précédemment allusion et dans celle de Perroud (1). Ce dernier auteur a rapporté l'histoire d'un garçon de 28 ans qui dans le cours d'un purpura présenta de vastes ecchymoses en plusieurs points du corps et entre autres une ecchymose noirâtre très étendue sur les lèvres ; les paupières, les conjonctives étaient aussi ecchymosées ; la face tout entière n'était plus qu'un masque bouffi et noirâtre ; les yeux laissaient écouler des larmes sanguinolentes. Peu à peu ces accidents disparurent et il resta seulement sur la joue gauche une eschare superficielle du diamètre d'une pièce d'un franc ; elle s'élimina et laissa une plaie qui fut cicatrisée en quelques jours. L'eschare avait été également précédée de phlyctène. L'aspect du visage de ce malade rappelait un peu celui de notre observation X, mais

(1) *Mémoires de la Société des sciences médicales de Lyon*, t. 6, 1866-1867, p. 51.

notre malade fut moins heureux et perdit par la gangrène non seulement une grande partie de sa joue, mais en outre la presque totalité des deux lèvres (voir planche III).

A côté de ces cas où le sphacèle est très notable, il en est d'autres dans lesquels la mortification est très limitée et presque insignifiante ; c'est à ce groupe qu'il faut rattacher le fait de MM. Rigal et Cornil (1), dans lequel une simple plaque ecchymotique avait subi une gangrène superficielle.

En dehors de la gangrène succédant aux manifestations cutanées du purpura, il peut se produire de la gangrène succédant aux manifestations muqueuses. On peut constater non seulement l'existence d'une mortification de la muqueuse intestinale (2), mais même la perte de substance peut être plus profonde et l'entérite nécrosique peut être suivie d'une perforation intestinale, ainsi que l'a montré Zimmermann (3). C'est par ce processus qu'on peut expliquer les ulcérations intestinales qu'on trouve parfois à l'autopsie.

Wickam Legg (4) a vu chez un purpurique survenir dans le prépuce une hémorrhagie suivie de sphacèle et a trouvé à l'autopsie des ulcérations de l'intestin grêle commençant à environ un mètre vingt du duodénum ; consistant d'abord en de petites éraflures de la muqueuse entourées de taches hémorrhagiques, puis en des ulcérations très nettes avec bords flottants et dont quelques-unes mêmes siégeaient au niveau des plaques de Peyer. Dans la région de la valvule iléo-cœcale il y avait de larges ulcérations occupant toute la paroi intestinale ne laissant que de petits îlots de muqueuse ; dans certains d'entr'eux s'étaient produits des hémorrhagies. Il existait également des ulcérations extrêmement nombreuses et étendues sur le gros intestin. Il y avait donc à la fois sphacèle cutané et sphacèle considérable de la muqueuse intestinale. De même le malade de notre observation VIII présentait des plaques gangréneuses cutanées au niveau des talons et en même temps du sphacèle de la muqueuse antérieure de la luette.

A côté de cette gangrène qui se produit sous la seule influence de

(1) *Bull. Soc. méd. Hôp.*, 28 février et 28 mars 1879.
(2) WAGNER. *Archives*, 1869, p. 801, X.
(3) *Arch. für Heilkunde*, 1874, t. 15, p. 167.
(4) *Trans. path. Soc. Lond.* 1884, vol. 36, p. 479.

la maladie, il en est une autre qui est subordonnée à l'affection, mais d'une façon moins directe. C'est celle qui résulte d'un traumatisme plus ou moins violent. Tantôt il suffit chez un purpurique d'une simple écorchure pour donner lieu à des accidents des plus graves. Un malade de M. Fournier (1) atteint de purpura avait une légère ulcération dans le sillon balano-préputial; celle-ci fut l'origine d'une gangrène, qui s'étendit non seulement au gland, au prépuce, au fourreau de la verge ; mais aussi à une partie du scrotum. La piqûre d'une saignée dans un cas rapporté par Rilliet et Barthez se transforma en une ulcération grisâtre. L'ablation d'une dent coûta la vie à un malade atteint de purpura (2) ; il se fit au niveau de l'alvéole une gangrène qui s'étendit à la presque totalité de la face interne de la joue, à toute la base de la langue, qui atteignit le pilier antérieur du même côté et qui provoqua de l'œdème de la glotte. Dans notre observation XI, à la suite de plusieurs tamponnements du nez pour arrêter une épistaxis fort intense, il se produisit un sphacèle de la muqueuse de l'orifice nasal gauche et de la peau de l'aile du nez du côté tamponné.

Cette tendance au sphacèle se montre même lors d'un traumatisme encore plus insignifiant. La pression des dents suffit à le produire et nous avons vu chez deux malades des ulcérations de la muqueuse des lèvres ou des joues répondant aux saillies des dents de la mâchoire supérieure ou inférieure. Chez l'un deux, la lèvre inférieure avait pris l'empreinte de l'extrémité de plusieurs dents de la mâchoire supérieure et offrait des ulcérations assez profondes. Ces ulcérations étaient recouvertes d'un enduit blanc grisâtre, avaient de la tendance à envahir les parties voisines et à gagner en profondeur ; elles s'accompagnaient d'une fétidité spéciale de l'haleine qui, jointe à l'aspect des ulcérations, indiquaient bien leur nature gangréneuse. Ces ulcérations ne sont pas douloureuses; aussi peuvent-elles facilement échapper si on ne prend la précaution d'examiner, avec le plus grand soin et souvent dans le cours de la maladie, la cavité buccale des malades atteints de purpura. C'est peut-être pour ce motif que nous ne les avons pas trouvées signalées par les au-

---

(1) Paris, 1881, Obs. II, Thèse LALLEMENT. *Gangrène foudroyante spontanée des organes génitaux externes de l'homme.*

(2) Paris, Thèse SOYER. Observation V.

teurs, sauf cependant par M. Descouts (1) qui les a constatées à l'autopsie. Il a trouvé : « sur la lèvre supérieure treize petites érosion de la muqueuse, correspondant deux par deux à la largeur des dents du maxillaire supérieur ; sur la lèvre inférieure dix-neuf petites érosions correspondant deux par deux à la largeur des dents du maxillaire inférieur. Ces érosions sont la preuve d'une diminution de la vitalité des tissus chez les purpuriques et leur transformation gangréneuse atteste bien la tendance générale à la mortification. Ces ulcérations et le sphacèle qui les accompagne parfois, étant donné leur siège dans la cavité buccale, peuvent être une cause d'infection qu'il ne faut pas négliger. D'ailleurs leur tendance fréquemment extensive impose la nécessité de les combattre par un traitement antiseptique énergique.

Telles sont les différentes manifestations de nature gangréneuse qui peuvent survenir dans le cours du purpura hémorrhagique et qui peuvent contribuer à en aggraver le pronostic. Toutefois, lors même d'un sphacèle considérable, la mort n'est pas fatale et la survie peut avoir lieu (Obs. X), survie qui malheureusement s'accompagne parfois de cicatrices et de désordres fonctionnels, très prononcés. Il peut y avoir des rétractions cicatricielles donnant lieu à un ectropion, à une disparition presque totale des lèvres, étreignant plus ou moins les bras et pouvant être ultérieurement une gêne pour la circulation, un obstacle aux mouvements. Ceux-ci peuvent être encore plus réduits, si par suite de la mortification de certains groupes musculaires, des extenseurs par exemple, l'action de leurs antagonistes n'étant pas contrebalancée, il s'établit une déformation en griffe. Contre de tels désordres le médecin est désarmé et c'est à peine si le chirurgien peut obvier à certains d'entre eux.

Forme pseudo-rhumatismale du purpura.

Le rapport qu'il faut admettre entre le purpura et le rhumatisme a été l'objet de nombreuses divergences de la part des auteurs. Les uns, considérant toute manifestation articulaire comme d'origine rhumatismale, lors de l'apparition concomitante du purpura et des arthrites ne voient là qu'une manifestation de la diathèse rhumatismale. Cons-

(1) *Loco citato.*

tatant des différences entre les phénomènes articulaires du purpura et ceux qu'on observe dans le véritable rhumatisme, les autres nient toute parenté entre les arthrites du purpura et celles du rhumatisme.

En dépit de cette dernière opinion, il semble que dans certains cas le purpura se surajoute à une véritable attaque de rhumatisme, que le purpura soit alors ou non une manifestation de l'affection dans laquelle il survient.

Les observations qui se rapportent à des malades présentant des antécédents rhumatismaux nets, non seulement héréditaires, mais personnels, confirment cette manière de voir. Si les accidents articulaires sont survenus à la suite d'un refroidissement, si comme dans certains cas il y a eu au début une angine présentant l'intensité habituelle à l'angine rhumatismale, s'il y a des sueurs abondantes comme pendant les attaques de rhumatisme, si les phénomènes fluxionnaires du côté des jointures sont intenses, accompagnés de douleurs violentes, si surtout il existe en même temps des manifestations viscérales en particulier des signes d'endocardite récente, si enfin le salicylate de soude vient rapidement à bout de la maladie, la nature rhumatismale de l'affection paraît bien manifeste.

Est-ce à dire que le purpura, maladie générale, comme nous nous sommes efforcé de le démontrer, maladie infectieuse comme nous essaierons de le prouver, ne puisse s'accompagner d'arthralgie et d'arthrite ?

Quand un individu malade, qui n'a jamais eu aucune manifestation rhumatismale, dont les parents n'ont jamais eu de rhumatisme, est pris en dehors de tout refroidissement de purpura auquel s'ajoute des troubles articulaires, quand on ne constate durant le cours de la maladie aucune manifestation cardiaque imputable à une endocardite, quand il n'y a aucune sudation, que l'action du salicylate de soude est nulle, que les phénomènes articulaires coïncident avec les poussées purpuriques (observation de Perroud (1), observation de Dirks Dilly (2), qu'autour de ces articulations fluxionnées il se rencontre des taches purpuriques apparues en même temps que la fluxion articulaire, quand en outre les phénomènes

(1) *Mémoires de la Soc. des sciences médicales de Lyon*, t. VI, 1865-1867, p. 51.

(2) Thèse de Paris, 1878.

articulaires surviennent seulement à une époque tardive de la maladie (observation VIII), il est impossible de ne pas admettre qu'il s'agisse d'une simple localisation du processus morbide sur les jointures et non de la coexistence du rhumatisme.

D'ailleurs, la nature même des lésions qu'on a pu parfois constater montre bien qu'il s'agit de troubles articulaires spéciaux. M. Constantin Paul a trouvé dans les jointures malades un épanchement de sang ; un de nos malades avait en même temps dans différentes jointures soit un épanchement séreux simple, soit un *épanchement hémorrhagique*, soit même un épanchement purulent. Dans ce dernier cas la présence de caillots sanguins montrait que la purulence n'avait été que secondaire et que vraisemblablement l'*hémarthrose* l'avait précédée.

Comment en de pareilles circonstances faire intervenir le rhumatisme pour expliquer ces lésions ? Il est manifeste qu'il s'est fait autour des articulations et dans leur intérieur des poussées congestives et hémorrhagiques qui ont donné lieu, suivant leur intensité, tantôt à une simple hydropisie de l'article, tantôt à une hémorrhagie suivie de la transformation purulente du sang épanché.

Comment d'ailleurs les articulations seraient-elles seules épargnées, lorsque dans tous les tissus, il peut se produire des désordres et des hémorrhagies ; qu'il s'en produit dans les séreuses : plèvres, péricardes, etc., dans les gaines tendineuses, dans les muscles et même dans les os (1).

Un rhumatisant qui est atteint de purpura pourra-t-il, comme on le voit dans d'autres circonstances, avoir à l'occasion de cette maladie une attaque de rhumatisme ? Ou tout au moins est-il plus prédisposé qu'un autre aux manifestations articulaires ? Tout nous porte à le croire et ce serait peut-être là un terrain de conciliation où les partisans des deux opinions extrêmes pourraient se rencontrer.

Quoi qu'il en soit l'existence d'une forme de purpura accompagnée de phénomènes articulaires dépendant de l'affection même ne nous paraît pas discutable.

Les désordres articulaires peuvent présenter tous les degrés au point de vue de leur intensité. Il peut y avoir une véritable arthrite avec douleur extrêmement vive et épanchement notable, avec œdème

(1) PONFICK. *Virch. Arch.*, LVI, 4, p. 531, 1872

et congestion de la peau environnant les jointures, choc rotulien facilement perçu si c'est une arthrite du genou ; d'autre part il peut y avoir surtout et même exclusivement péri-arthrite (Observation XIII). Dautres fois, au contraire, les phénomènes articulaires sont très peu prononcés : une douleur peu vive, un gonflement pour ainsi dire nul sont les seuls symptômes. On peut observer sur le même malade en même temps toutes ces différentes manifestations articulaires.

Fréquemment les phénomènes du côté des jointures sont passagers et disparaissent en quelques jours pour réapparaître ensuite sur d'autres jointures d'ordinaire en même temps que de nouvelles taches purpuriques se montrent sur le corps. Plusieurs auteurs ont insisté sur cette mobilité des phénomènes. Ceux-ci obéissent à la loi générale qui régit la maladie ; ils procèdent par poussées. Cependant dans certains cas ils ont une fixité plus grande.

CHAPITRE III

DU PURPURA HÉMORRHAGIQUE PENDANT LA GROSSESSE ET L'ACCOUCHEMENT ET DE SA TRANSMISSION AU FOETUS

Nous avons vu que le purpura hémorrhagique s'accompagne de ménorrhagie et de métrorrhagie, mais ces déterminations morbides du côté de l'utérus ont peu d'importance en dehors de la gestation. Tout au plus ces hémorrhagies contribuent-elles pour leur part à affaiblir la malade. Il n'en est pas de même alors que l'utérus est gravide et de sérieux accidents peuvent survenir.

Puech (1) a rapporté les observations de deux femmes qui furent atteintes de purpura durant leur grossesse. L'une était enceinte d'environ six mois lorsqu'elle fut prise en bonne santé tout à coup de sensation de brisement et de courbature, quatre jours après apparaissaient de larges taches purpuriques aux membres inférieurs. Ses taches se généralisent bientôt, s'accompagnent de suintement sanguin par les gencives, d'hémorrhagie nasale et de fièvre ; une épistaxis abondante nécessite le tamponnement ; le cinquième jour, début du travail et le lendemain expulsion d'un foetus exsangue.

L'accouchement a été précédé d'hématurie et d'hématémèse. Pas d'hémorrhagie pendant le travail et la délivrance, mais le lendemain de l'accouchement, il se produit une métrorrhagie qui s'ajoute à d'autres hémorrhagies par les narines, la muqueuse buccale et l'intestin, en même temps nouvelles taches purpuriques sur la muqueuse du palais et la langue la malade s'éteint tout à fait exsangue.

Il y avait donc avortement provoqué par le purpura et si la mort n'est pas survenue exclusivement du fait des hémorrhagies utérines celles-ci y ont fortement contribué. L'autre malade de Puech avait seulement des taches purpuriques sur les membres inférieurs, elle accouche à huit mois, est prise peu après le travail d'hémorrhagie utérine qui l'emporte. Ici, la mort est le résultat immédiat de l'hémorrhagie utérine.

Il en est de même dans un cas de Brieger (2) : une femme atteinte

(1) *Loco citato.*
(2) *Charité-Annalen*, XI, p. 113, 1886.

de purpura hémorrhagique accouche à neuf mois d'un enfant sain ; elle meurt un quart d'heure après la délivrance sous l'influence d'hémorrhagies utérines abondantes.

Cependant il peut ne pas se produire d'hémorrhagies utérines pendant ou après l'accouchement ; celui-ci peut être normal et la mort ne survenir que consécutivement du fait de la maladie (Byrne). L'issue n'est même pas fatalement funeste lorsqu'une femme enceinte est atteinte de purpura. Phillipps (1) soigna une femme de trente-deux ans qui à la fin de sa septième grossesse eut du méloena, puis du purpura d'abord sur les jambes, se généralisant ensuite, s'accompagnant de fortes épistaxis, de stomatorrhagie, de fréquence du pouls et d'albuminurie. Le travail débute le sixième jour de la maladie ; le neuvième elle accouche d'une fille qui ne présentait pas de taches de purpura. L'accouchement se fait sans accidents et la malade guérit rapidement.

Bien que la maladie se soit terminée heureusement dans ce cas publié par Phillipps, il faut avec lui considérer l'état de grossesse comme aggravant beaucoup le pronostic du purpura.

Dans les observations que nous venons de signaler, le travail est survenu rapidement après l'apparition du purpura. L'accouchement ou l'avortement est donc la règle. Il en résulte qu'en dehors des dangers courus par la mère ceux du fœtus ne sont pas moindres, si toutefois la grossesse est peu avancée et si le fœtus n'est pas encore viable. Dans le cas contraire les dangers cessent pour l'enfant et n'existent plus que pour la mère.

Par quel mécanisme est provoqué l'accouchement ou l'avortement ? La présence des taches hémorrhagiques récentes dans le placenta de la malade de Phillipps nous en fournit l'explication. Le purpura ne respecte pas plus le placenta qu'il ne respecte aucun des organes de l'économie. Le fœtus fait-il exception à cette règle ? Il n'en est rien et la transmission de la maladie de la mère au fœtus, si rare qu'elle soit, n'est cependant pas impossible. Nous en trouvons la preuve dans une observation de Dohrn (2). Vu le grand intérêt de cette observation, nous croyons devoir la reproduire dans sa totalité :

C. St., âgée de 41 ans, enceinte pour la deuxième fois, entre à la fin de décembre dans ma clinique. A son entrée je la trouvai *couverte de milliers*

(1) *Brit. med. Journ.*, 1886, vol. 11, p. 920.
(2) *Archiv für Gynækologie*, 1874, t. VI, p. 488.

d'extravasations sanguines excepté au niveau de la paume des mains et de la plante des pieds. Les muqueuses n'étaient pas atteintes. Pas d'entérorrhagies. L'état général était bon.

La malade ne s'était aperçue de ces taches qu'au commencement de décembre. Elle ne pouvait pas en trouver la cause ; mais elle affirmait que pendant sa grossesse elle avait eu beaucoup de peine à se nourrir, et, en effet, sa pâleur et son mauvais état de nutrition étaient d'accord avec ses affirmations.

Les extravasations avaient la grosseur d'une tête d'épingle, et des contours nettement tranchés. L'épiderme qui les recouvrait était intact. Sous l'influence d'une bonne alimentation, *les taches disparurent complètement avant l'accouchement* qui eut lieu le 2 février. Leurs bords s'effacèrent, leur couleur passa du rouge au brun, puis la peau revint à son état normal. A la cuisse la disparition fut moins rapide.

L'accouchement fut facile et sans grande hémorrhagie. L'enfant, une fille de 2,370 grammes et 43 centimètres de longueur, présentait les mêmes extravasations que la mère. Leur nombre, grosseur, couleur était le même et la rougeur vive de certaines d'entre elles prouvait qu'elles s'étaient produites peu avant la naissance. A part cela, l'enfant se porta bien. Les selles étaient régulières et il se nourrissait bien ; *la résorption des hémorrhagies* fut plus rapide que chez la mère. Au huitième jour elles avaient presque toutes disparu. Il n'y en eut pas de nouvelles excepté *au niveau de la conjonctive et sur le palais*, près du bord alvéolaire, points où se firent du deuxième au cinquième jour des extravasations de la grosseur d'un pois, dont la résorption ne se fit qu'au dixième jour.

Dans ce cas il s'agissait évidemment de la même affection chez la mère et l'enfant et l'on doit admettre qu'au moment où le mère entrait en convalescence, c'est-à-dire pendant les dernières semaines de la grossesse, l'enfant contractait la maladie.

Il n'y a dans la littérature, dit Dohrn, que peu de cas semblables. Il y a plusieurs communications sur le morbus maculosis Werlhofei congénital, mais je n'ai pas pu trouver d'autres exemples de transmission directe. Graetzer, Murat et Mende parlent de la transmissibilité, sans cependant en donner d'exemples.

La façon dont se comporte le purpura pendant la grossesse, son action comparable à celle de la variole par exemple, sa transmission de la mère au fœtus sont de puissants arguments en faveur de notre opinion, à savoir qu'il existe un purpura, maladie générale analogue aux fièvres éruptives et de nature infectieuse.

CHAPITRE IV

ANATOMIE PATHOLOGIQUE

Examen macroscopique.

Lorsqu'on fait l'autopsie d'un malade mort de purpura, on constate des lésions très variables siégeant dans les différents organes de l'économie, mais ayant toutes une grande analogie entre elles.

On voit sur tout le parcours du tube digestif des épanchements de sang généralement peu étendus, véritables taches purpuriques qui siègent dans la bouche, dans l'estomac où elles sont nombreuses, dans l'intestin grêle et même dans le gros intestin où elles acquièrent des dimensions parfois considérables, envahissant une grande partie de la muqueuse, quelquefois même infiltrant toute la paroi du gros intestin et même la portion sous-séreuse.

L'intestin peut ainsi que nous l'avons vu être atteint d'ulcérations d'étendue variable, siégeant ou non au niveau des plaques de Peyer et, dans ce dernier cas, se distinguant des ulcérations typhiques par les taches hémorrhagiques ou l'infiltration sanguine voisine. Les plaques de Peyer et les follicules clos sont souvent tuméfiés comme cela a lieu dans les maladies infectieuses. Les ganglions lymphatiques abdominaux peuvent être augmentés de volume.

Dans l'intestin et dans l'estomac on trouve souvent du sang plus ou moins mêlé aux matières qu'ils contiennent.

Le péritoine offre souvent des taches purpuriques multiples siégeant de préférence sur le mésentère au niveau de l'intestin. Dans sa cavité il peut y avoir une quantité plus ou moins abondante de liquide séro-sanguin. Il est tout à fait exceptionnel, comme dans le cas de Zimmermann, de trouver dans la cavité séreuse du pus et des matières fécales, résultat d'une perforation intestinale.

Le tissu cellulaire sous-pleural est souvent criblé de taches hémor-

(1) *Loco citato.*

rhagiques et dans les cavités pleurales, il y a fréquemment épanchement d'ordinaire faible de liquide séro-sanguin exceptionnellement purulent comme dans un cas de Soyer (1).

Les poumons sont congestionnés ou même atélectasiés, mais rarement il existe une pneumonie ou une broncho-pneumonie. Un malade de M. Gomot présentait dans un des poumons un infarctus
hémorrhagique en forme de coin.

L'épanchement sanguin ou séro-sanguin dans le péricarde, ainsi
que les ecchymoses sous-péricardiques sont très habituels. Il est au
contraire très rare de rencontrer des lésions du cœur, en particulier des lésions valvulaires et, alors même qu'elles existent, elles sont
généralement indépendantes de l'affection actuelle ; c'est alors un
reliquat d'un état morbide antérieur, en particulier du rhumatisme
comme dans l'observation de MM. Rigal et Cornil (2).

Les lésions du foie et de la rate sont variables; le premier présente souvent, indépendamment de quelques taches ecchymotiques
situées sous la capsule de Glisson, un état graisseux appréciable. Sa
consistance est souvent diminuée. Il peut être parsemé de taches décolorées. La rate est quelquefois augmentée de volume, mais c'est
un fait qui n'est rien moins que constant. Il est au contraire beaucoup moins rare de trouver des infarctus de nombre et de volume
variable. Le malade de notre observation VIII en présentait trois
dont le plus gros avait la dimension d'une noisette; il y en avait
également plusieurs dans la rate du malade de M. Gomot.

Les reins peuvent être aussi le siège d'infarctus siégeant tantôt
exclusivement dans la substance corticale (Obs. de M. Gomot), tantôt dans la substance corticale et dans la substance médullaire
(Observation personnelle). Ils sont fréquemment congestionnés. Il
n'est pas rare qu'il existe de plus des taches ecchymotiques sur la
muqueuse des bassinets.

La muqueuse vésicale n'est pas non plus exempte de taches
hémorrhagiques ; elles peuvent au contraire y être fort abondantes,
en même temps qu'il y a souvent du sang en plus ou moins grande
quantité mélangé à l'urine.

Dans l'encéphale tantôt il se fait une simple congestion, tantôt il

(1) *Loco citato.*
(2) *Mémoires de la Soc. méd. des Hôpitaux*, p. 68, 1870, t. XVI.

se produit des hémorrhagies; le sang s'est alors épanché dans la substance cérébrale pouvant produire des infarctus ou s'est mêlé au liquide céphalo-rachidien suivant la localisation et l'abondance de l'hémorrhagie.

Les méninges sont fréquemment congestionnées et le siége de véritables taches purpuriques. Ces dernières peuvent apparaître sur la gaine celluleuse de certains nerfs. Chez un de nos malades, il s'était produit de nombreuses taches purpuriques sur les deux nerfs musculo-cutanés au niveau du pied.

Quant aux lésions de la peau, comme on le voit en pratiquant des incisions au niveau des ecchymoses, elles sont constituées par une infiltration sanguine qui s'étend jusqu'à l'épiderme et d'autre part se prolonge jusqu'au tissu cellulaire sous-dermique, où elles sont le plus intense d'ordinaire, et parfois pénètrent plus profondément même dans l'intérieur des muscles ou des os (Obs. de M. Charron).

Les articulations peuvent être, comme nous l'avons dit, envahies par les hémorrhagies ou contenir simplement un liquide séreux et exceptionnellement du pus. Les synoviales tendineuses peuvent contenir également du sang.

Telles sont les principales lésions macroscopiques qu'il est possible de trouver à l'autopsie.

Examen microscopique.

Quelles sont les lésions qui existent dans la peau au niveau des taches purpuriques? Rapportant un examen qu'il a pratiqué, M. Cornil s'exprime de la façon suivante : « Sur les plaques de purpura, dit-il, l'épiderme était normal, mais le réseau papillaire et le dermo étaient infiltrés de sang. Les vaisseaux des papilles étaient distendus démesurément, de telle sorte qu'une anse capillaire était souvent transformée en une dilatation sphérique. Tous les vaisseaux, artères, veines et capillaires du derme étaient également distendus. Entre les faisceaux de tissu connectif du derme, il y avait des rangées et des accumulations de globules rouges sortis des vaisseaux, soit sous forme de légions parallèles, soit sous la forme de figures étoilées, suivant que ces faisceaux, dans leur enchevêtrement, étaient sectionnés parallèlement ou perpendiculairement à leur direction. »

Cette dilatation des capillaires a été retrouvée par M. Cornil sur la lèvre d'une malade de l'observation de M. Frémond (1) :

« Dans la partie centrale de la tache purpurique les vaisseaux papillaires sont colossalement dilatés. Ils atteignent un diamètre de 1 à 3 dixièmes de millimètre, c'est-à-dire 15, 20 ou 30 fois plus considérable qu'à l'état normal. »

Wickam Legg (2), dans une observation de purpura dont l'étiologie est, il est vrai, discutable, a trouvé également cette dilatation et sur la planche qui est annexée à sa communication on peut voir une dilatation des capillaires des papilles suffisante pour rendre possible le passage de trois globules sanguins en même temps.

Il y a donc, et c'est là un point incontestable, d'ordinaire dilatation des capillaires du derme, au niveau et autour des taches purpuriques ; mais ce n'est pas, du moins sur les pièces que nous avons examinées, la lésion principale. C'est dans le tissu cellulaire sous-cutané qu'on trouve celle-ci.

C'est dans le tissu cellulaire que les hémorrhagies sont les plus fréquentes ; elles peuvent s'y faire exclusivement ou pénétrer dans une glande sudoripare comme l'ont pu constater M. Balzer et Wickam Legg. Nous n'avons pas trouvé d'hémorrhagie effectuée nettement dans une glande sudoripare, mais les foyers hémorrhagiques dans nos préparations siégeaient fréquemment autour de ces glandes. De plus, sur la coupe que nous avons fait représenter (planche I, fig. 1), on peut voir sur le prolongement d'un conduit glandulaire un foyer hémorrhagique qui s'est effectué dans l'épiderme. Nous trouvons peut-être dans cette disposition l'explication de certaines hémorrhagies épidermiques et peut-être même également l'explication des vésicules et des bulles qui apparaissent souvent au niveau des taches et siègent au centre du corps muqueux de Malpighi. Les vésicules ou les bulles se montreraient lors d'un épanchement de sang abondant dans les couches épidermiques.

L'épiderme se trouverait soulevé par le sérum du sang. La coloration des vésicules, leur contenu prouvent bien qu'il s'agit de sang infiltré. D'ailleurs les examens faits par M. Cornil sont absolument démonstratifs ; il trouve en effet dans les vésicules un plasma qui

<hr>

(1) DU CASTEL. *Des diverses espèces de purpura*. Thèse d'agrégation 1883, p. 52.
(2) *Loco citato.*

M.-G.

tient en suspension une quantité considérable de globules rouges et blancs.

Si les infiltrations de sang dans l'épiderme peuvent avoir pour origine une hémorrhagie intra-glandulaire, ce n'est pas une raison pour qu'il ne puisse s'y produire des hémorrhagies dues à la rupture des anses vasculaires des papilles. Quand il y a, comme l'a observé M. Cornil, épanchement de sang entre le corps muqueux de Malpighi et les papilles dénudées de leur épiderme sans qu'il y ait à ce niveau de conduits glandulaires d'aucune sorte, on ne saurait faire autrement que d'admettre avec le savant professeur d'anatomie pathologique qu'il s'agit d'une hémorrhagie provenant des anses vasculaires des papilles.

Les hémorrhagies ne sont pas les seuls désordres que les auteurs aient constatés à l'examen histologique. M. Cornil, à l'examen d'une tache de purpura siégeant à la lèvre inférieure, a trouvé, sous les papilles une assez grande quantité de cellules lymphatiques migratrices. Ces cellules étaient situées dans toute la partie superficielle du chorion muqueux répondant à la tache purpurique. Il y avait donc « œdème inflammatoire du tissu conjonctif sous-jacent ».

Cet état inflammatoire que nous voyons signaler au niveau des taches purpuriques cutanées a été également retrouvé sur les muqueuses. La muqueuse du tube digestif a surtout attiré l'attention des auteurs qui ont étudié les lésions microscopiques du purpura. La fréquence des troubles de l'appareil digestif constatés pendant la vie, la fréquence des lésions macroscopiques trouvées à l'autopsie sur les muqueuses de l'estomac et sur celle de l'intestin, devait tout naturellement faire porter les investigations du côté de ces organes.

MM. Cornil et Balzer ont trouvé l'un et l'autre des altération inflammatoires de la muqueuse stomacale.

Dans le cas de M. Cornil il y avait « une inflammation du tissu réticulé sous-glandulaire et en même temps une inflammation qui suivait la direction des vaisseaux capillaires inter-glandulaires ». M. Balzer décrit des lésions non moins accentuées : « ces lésions se voient au niveau de l'orifice des glandes et au niveau de leur cul-de-sac. Les parties de la muqueuse qui sont les plus riches en vaisseaux sont infiltrées de cellules rondes formant une double couche continue dans toute l'étendue de la muqueuse. Cette infiltration est surtout accusée dans la partie profonde de la muqueuse ; il y a même des points où l'accumulation de ces cellules est plus considérable et où l'on voit de véritables foyers inflammatoires ; les leucocytes se répandent le long des tubes glandulaires, jusqu'à une certaine hauteur. Cette gastrite intense est limitée à la muqueuse ; le tissu sous-muqueux et les couches musculaires sont saines ».

Ainsi, dans les deux examens que nous venons de rapporter, il y avait une véritable gastrite aiguë interstitielle. Nous avons examiné avec grand soin l'estomac de notre malade et nous avons également constaté des lésions de gastrite interstitielle, tandis que les glandes ne présentaient pas d'altération, laquelle aurait pu être facilement reconnue vu le parfait état de conservation de l'épithélium. Cette infiltration de leucocytes ne se produisait pas dans toute l'étendue de la muqueuse, mais seulement en certains points, où il existait de véritables taches purpuriques. Dans ces points, les vaisseaux capillaires étaient dilatés et remplis de sang ; ainsi il y avait une gastrite interstitielle partielle.

Sur l'intestin grêle, sur le duodénum et le jéjunum, nous avons trouvé des désordres semblables. Il y avait également une inflammation interstitielle sur certains points, une infiltration de leucocytes autour des glandes dont l'épithélium parfaitement conservé n'accusait aucune altération. Cette infiltration était surtout notable dans le jéjunum à l'endroit où on trouvait à l'œil nu une érosion de l'épi-thélium.

On a pu constater des lésions hépatiques et rénales rappelant celles des maladies infectieuses.

M. Balzer a trouvé les cellules hépatiques très granuleuses et a vu dans les espaces portes de petits foyers d'extravasations formés par des leucocytes. Nous avons vu de notre côté une dégénérescence graisseuse très prononcée du foie principalement à la périphérie des lobules.

En ce qui concerne les lésions rénales voici celles que M. Balzer décrit : « Les épithéliums du rein sont très granuleux, surtout dans les tubes contournés, et ils tendent en outre à se détacher des parois. Plus encore que dans le foie on trouve de jeunes cellules autour des vaisseaux, autour des glomérules, au-dessous de l'enveloppe conjonctive du rein. L'aspect du tissu rappelle en résumé celui que l'on observe dans les maladies infectieuses et notamment dans la scarlatine. »

Les reins du malade dont nous avons fait l'autopsie présentaient également un léger degré de néphrite parenchymateuse; quelques cellules avaient déjà subi un commencement de dégénérescence graisseuse.

De la présence d'un microbe dans le purpura hémorrhagique primitif.

Relativement aux examens que nous avons pratiqués, ce qui est surtout intéressant, c'est l'existence dans les reins de foyers multiples dont la structure est toute particulière. Cette structure peut, croyons-nous, rendre plus claire la pathogénie des hémorrhagies présentées par le malade. Ces foyers étaient formés de trois zones distinctes : une centrale de faible étendue, arrondie qui, sur une coupe colorée au picro-carmin, apparaissait avec un aspect gris jaunâtre finement granuleux, puis une seconde zone résultant de leucocytes accumulés; et enfin une troisième constituée par des épanchements sanguins produits, soit entre les tubes rénaux, soit dans les glomérules, soit encore dans l'intérieur des tubuli. Or, cette substance granuleuse, vaguement fibrillaire siégeant dans la partie centrale, était constituée par un amas de micrococques (planche I, fig. 4).

Ces micrococques se retrouvent dans certains vaisseaux du rein; nous avons pu en voir dans les vaisseaux glomérulaires.

La disposition que nous venons de signaler pour le rein, nous l'avons retrouvée en examinant des taches purpuriques de la peau. Nous avons pu constater également la présence de foyers dans le tissu cellulaire sous-cutané au point où il y avait des taches purpuriques; comme dans le rein, il existait au centre un amas de micrococques et autour des leucocytes plus ou moins altérés; en dehors de cette zone se trouvaient soit des vaisseaux dilatés remplis de sang, soit des hémorrhagies. Or l'amas de micrococques siégeait dans un vaisseau dont les parois étaient altérées par l'inflammation et plus ou moins infiltrées de leucocytes.

Des foyers semblables siégeaient dans le tissu cellulaire sous la muqueuse de l'estomac; il y en avait également sous la muqueuse du duodénum et du jéjunum; quelques-uns des amas de micrococques étaient situés au milieu d'une glande de Peyer.

M. Hayem (1) fait la description suivante : « Les lésions du foie, dit-il, ont été trouvées identiques à celles que Vulpian et Hayem avaient signalées dans certaines formes d'infection purulente, sous les noms de taches anémiques et d'abcès miliaires. Les radicules portes étaient oblitérées à leur niveau par des globules blancs et par une matière granuleuse provenant de la segmentation de caillots ; *des globules blancs étaient accumulés à leur périphérie et dans les capillaires des acini. Ces lésions ressemblent à celles que l'on observe dans certaines septicémies ;* on peut penser que la maladie de Werlhof doit être rapprochée de ces affections. »

Il y a identité complète entre les lésions trouvées par M. Hayem dans le foie et celles que nous avons constatées en particulier dans le rein. Si l'examen bactériologique eût été pratiqué, cette matière granuleuse située au milieu des globules blancs aurait probablement fait place à un amas de microbes ; comme cela eut lieu lorsque, trouvant le même aspect avec des préparations colorées au picro-carmin, nous les avons traitées par la méthode de Gram. Quoi qu'il en soit, M. Hayem considère les lésions qu'il a vues comme de nature infectieuse. De même M. Balzer, en terminant l'exposé de l'examen microscopique qu'il fait, conclut que « les altérations des parenchymes se montrent partout avec des caractères identiques à ceux des altérations des maladies infectieuses. » Ces conclusions, M. Balzer ne les appuie pas seulement sur les lésions histologiques, mais aussi sur les résultats de ses recherches bactériologiques. Il a trouvé en effet dans le sang du malade pendant la vie des micrococoques et après la mort il en retrouve en grande quantité dans le foie et les divers organes. Cependant, vu l'état de putréfaction du cadavre, il n'ose en tirer des conclusions absolues.

Un certain nombre d'observateurs ont également signalé des micro-organismes dans des cas de purpura.

Klebs (2) avait déjà en 1875 observé, dans neuf cas d'hémophilie des nouveau-nés, un micro-organisme qu'il désigne sous le nom de *Monas hæmorrhagica*. Mais s'agissait-il bien d. purpura ? Sous le nom d'hémophilie on a décrit des affections des nouveau-nés qui semblent fort différentes. D'ailleurs Klebs trouve le microbe qu'il a décrit

(1) *Bull. Soc. de Biologie*, 1876, p. 232.
(2) *Archiv. für. exp. Path. und Pharm.*, 1875.

chez des enfants qui n'avaient même pas d'hémophilie ni aucune hémorrhagie. De plus, c'est après la mort qu'il le rencontre.

Recherchant l'état du sang chez les purpuriques, Penzold a signalé dans deux cas des microphytes dans le sang.

Watson Cheyne, dans les différents organes d'un malade mort de purpura infectieux, trouve des colonies de bacilles ; chez un autre des amas de streptococcus obstruaient les vaisseaux autour des foyers hémorrhagiques.

Wickam Legg, dans l'observation à laquelle nous avons déjà fait allusion, examinant le sang d'un malade n'y voit pas de micro-organisme durant la vie ; cependant à l'autopsie il y avait quelques microcoques dans les villosités intestinales, quelques-uns dans les vaisseaux du foie et même un petit nombre dans les cellules hépatiques. Wickam Legg fait peu de cas de la présence de ces micro-organismes. Il se fonde surtout, pour nier l'origine infectieuse de la maladie, sur l'absence des microbes dans le sang pendant la vie. Trois autres de ses malades qui ont guéri présentaient des micro-coques dans le sang.

Beber (1), à propos d'un malade qui eut une gangrène amygdalienne puis du purpura, déclare avoir trouvé des microcoques oblitérant les capillaires et, avec le sang pris sur le cadavre, il obtint des colonies de coccus qui ne liquéfiaient pas la gélatine. Une tentative d'inoculation de cette culture à un rat fut sans résultat.

Nous citerons aussi les recherches de Ceci et de Illava (2). Ces auteurs ont trouvé des microbes dans le sang de deux malades morts à la suite d'affections qui s'étaient accompagnées d'hémorrhagies multiples. Ceci, prenant le sang sur le cadavre, inocule un lapin qui meurt avec des hémorrhagies. Avec le sang de ce lapin il en inocule d'autres qui présentent les mêmes accidents ; il produit même des hémorrhagies sur une grenouille qu'il inocule. Mais dans ces cultures qui n'étaient pas pures il y avait à la fois un microcoque et un bacille. Illava, examinant les différents organes du malade dont il fait l'autopsie, trouve ceux-ci remplis de streptocoques. Pour les deux malades de Ceci et Illava le diagnostic n'était pas certain et on ne put savoir s'il s'agissait d'une scarlatine hémorrhagique, d'une variole hémorrhagique ou d'un purpura.

(1) *Archiv für experim. Pathologie und Pharmacie*, XIX, 415.
(2) Archives slaves de biologie, 1887.

Il nous reste à parler des expériences de Pétrone (1) qui sont les plus importantes qui aient été faites. Cet auteur trouve également des micro-organismes dans le sang des purpuriques. Pendant la vie il prend avec une seringue de Pravaz neuve du sang dans la veine d'un malade, y constate la présence de microcoques et de bacilles ; puis il l'injecte en séries à des lapins qui présentent des hémorrhagies et dans le sang desquels il retrouve de même des microcoques et des bacilles. Ces expériences tout intéressantes qu'elles soient perdent beaucoup de leur importance par suite de la présence de deux micro-organismes, ce qui peut faire supposer qu'on n'avait pu se mettre à l'abri de l'introduction des germes extérieurs.

Les hémorrhagies constatées sur les animaux en expérience étaient-elles dues au microbe qui cause le purpura chez l'homme ou à un microbe surajouté au précédent ? Etaient-elles dues au coccus ou au bacille ? Pour être édifié sur ce point, il eût fallu les isoler et expérimenter ensuite avec chacun d'eux séparément.

A côté des auteurs qui ont trouvé des microbes dans le cas de purpura, il faut citer Cantani qui n'en a pas constaté, et Hryntschak qui, à l'exemple de Pétrone, inocule des lapins avec le sang d'un purpurique, mais n'obtient aucun résultat.

Tels sont les différents travaux dans lesquels on a recherché la présence de micro-organisme sur des malades atteints de purpura. Dans les uns on a trouvé des coccus, dans d'autres des bacilles, et même des bacilles et des coccus. Sauf les recherches de Pétrone, les expériences ont été faites après la mort des malades, ce qui leur retire beaucoup de valeur.

En ce qui concerne nos recherches, nous nous sommes efforcé de nous mettre à l'abri de cette objection. Les fragments de peau, dans lesquels nous avons trouvé les amas de microcoques que nous avons signalés, ont été enlevés presque immédiatement après la mort du malade et mis aussitôt dans l'alcool absolu ; les microbes que nous avons vus s'y étaient donc développés du vivant du malade. D'ailleurs, examinant le sang pendant la vie, nous y avons également trouvé des microcoques.

Dans le sang d'un second malade (observation I), nous retrouvons de même des microcoques, non seulement à un premier examen,

(1) In *Revista clin. di Bologna*, 1883, p. 511.

mais même à un second en examinant le sang au moment où la maladie est le plus intense. Tandis que des examens répétés ne nous permettent pas après la guérison d'en retrouver.

Avec le sang de ce malade (1), nous avons ensemencé différents milieux de culture, des bouillons (de cheval, de bœuf, de lapin) et plusieurs tubes d'agar et de gélatine.

Dans plusieurs de nos tubes d'agar et de nos bouillons il s'est développé une culture, tandis que tous nos tubes de gélatine sont restés stériles. Toutes ces cultures étaient constituées par un même microcoque. Ce microcoque se colore facilement au moyen des méthodes en usage. Il est animé de mouvements, est absolument sphérique mesure 0,μ8 à 0,μ9; il ne présente pas de capsule, *n'est jamais à aucun moment dans une culture pure accompagné de bacilles.* Les coccus se groupent d'une façon très irrégulière par deux, par trois, par quatre ; ou ils se réunissent en un plus grand nombre, affectant parfois l'aspect de streptococcus ou peut-être plus souvent de staphylococcus. Ce microcoque cultive à la surface de l'agar, mais pas dans la profondeur; il est exclusivement aérobie et ne se développe pas dans le vide. Il ne cultive pas à la température ordinaire et par suite pas sur la gélatine Il cultive à une température de 35°, mais mieux à une température variant entre 37°, 5 et 38°,5. Il ne cultive pas sur la pomme de terre : il se développe au contraire très bien sur l'agar et en particulier l'agar glycériné préparé pour la culture du bacille de la tuberculose. Il donne sur le sérum sanguin une culture blanche semblable à celle de l'agar.

En culture sur plaque d'agar il forme des taches blanches laiteuses arrondies, plus épaisses au centre que sur les bords ; ceux-ci sont toutefois saillants. Quand on regarde la culture au microscope (objectif 0 et oculaire I Verick) on voit que les bords ne forment pas toujours une circonférence régulière, mais présentent parfois quelques encoches.

Dans le bouillon, les microcoques forment un nuage blanchâtre et le bouillon ne prend aucune odeur spéciale ; il en est de même de

(1) Le sang a été pris au pouce en piquant avec une lancette dont la pointe avait été rougie au feu. Auparavant le doigt de l'enfant avait été savonné avec soin, lavé au sublimé, et à l'alcool, puis essuyé avec un papier flambé. Le sang a été pris avec des pipettes stérilisées.

— 57 —

l'agar. L'injection d'une culture dans le tissu cellulaire des animaux
ne produit pas d'abcès.

Nous avons pris du sang sur notre malade et nous l'avons injecté
dans le tissu cellulaire de deux lapins et de deux cobayes; mais
sur aucun d'eux nous n'avons vu se développer d'hémorrhagies.
Nous avons injecté de nos cultures à des lapins soit dans le tissu
cellulaire, le péritoine ou dans les veines de l'oreille ; nous avons
constaté la présence d'ecchymoses sur trois lapins après injections
dans les veines de l'oreille d'une notable quantité de bouillon de culture. L'un est mort spontanément, présentant une infiltration hémorrhagique sous le péritoine, très étendue, des ecchymoses dans la
capsule du rein gauche et sur l'intestin grêle. Les deux autres, tués
l'un par le chloroforme, l'autre par un coup sur la nuque avaient
des ecchymoses à la surface des muscles de la cuisse.

Ce sont là des expériences que nous n'avons d'ailleurs pas encore
terminées et que nous continuerons ultérieurement.

Ainsi, chez deux malades dont l'un présentait une forme typhoïde,
l'autre presque un type de maladie de Werlhof, nous avons pu
trouver des microcoques dans le sang. De plus nous avons, dans un
cas, vu des colonies de microcoques obstruant les vaisseaux, et dans
l'autre nous avons pu cultiver le micro-organisme que nous obser-
vions. Malheureusement dans le premier cas nous n'avons pu faire
d'essai de culture que sur un seul tube d'agar et dans des conditions
défectueuses, ce qui peut expliquer l'insuccès de notre tentative.

Nos examens, joints à ceux de Balzer, et de Wickam Legg, montrent que fréquemment on peut trouver un microcoque quand on
examine le sang des purpuriques. Mais, il faut bien le dire, c'est une
recherche assez difficile ; car, pour conclure à la présence des coccus
dans le sang il faut en trouver plusieurs réunis, un seul pouvant prêter
à l'équivoque. Comme les coccus ne sont pas fort abondants dans le
sang des malades, pour constater leur présence, il ne faut pas se
contenter d'un seul examen ; il faut faire plusieurs recherches à des
jours différents, de *préférence lorsqu'il se produit des poussées hémorrhagiques* et avoir soin de recueillir du sang sur plusieurs lamelles.
Nous avons employé pour ces examens du sang la méthode de Gram
qui a le grand avantage de faire apparaître les microbes fortement
colorés en violet tandis que les globules se colorent en jaune par
l'iode.

CHAPITRE V

PATHOGÉNIE

Les recherches nouvelles et celles que nous avons faites nous même peuvent-elles donner une explication plus satisfaisante de la pathogénie du purpura primitif?

Jusqu'ici on a invoqué trois causes principales; tout d'abord on a incriminé le sang même; c'est lui qui altéré: pourrait sortir des vaisseaux. Or ces altérations du sang sur lesquelles on a tant insisté, quelles sont-elles? Des altérations chimiques: un certain état de dissolution du sang disent les auteurs; une diminution de fibrine disent les uns; une augmentation affirment les autres. « Mais les cas ne sont pas rares, déclare M. Ducastel (1), où le purpura survient chez des individus présentant toutes les apparences de la bonne santé, dont le sang offre au début de l'affection un aspect absolument normal, quelquefois même un état tout opposé à la dissolution, il peut être rutilant, facilement coagulable et le caillot se rétracte avec force. »

On a signalé des altérations globulaires. En dehors de la diminution des globules qui est le fait des hémorrhagies, en dehors de l'augmentation des leucocytes qui a été souvent signalée, on a pu voir certaines modifications des globules. M. Frémont a rencontré des globules rouges ayant le double du volume normal. Nous avons vu sur un de nos malades des globules blancs qui, comparés à ceux d'un autre enfant du même âge, paraissaient plus volumineux. M. Hayem a trouvé des leucocytes, les uns plus volumineux que les globules blancs adultes constitués par deux ou trois noyaux entourés d'une masse de prostoplama, les autres plus petits, du volume d'un globulin ayant un gros noyau rappelant les cellules embryonnaires.

Mais ces modifications sont fort inconstantes et ce ne sont là que

(1) *Des diverses espèces de purpura*, 1883.

des lésions du tissu sanguin analogues à celle qu'on peut voir dans les autres organes ; par suite elles sont peu démonstratives en ce qui concerne la nature de la maladie.

Les lésions vasculaires sont plus importantes. La dégénérescence graisseuse des artères, signalée par Hébra et surtout les lésions inflammatoires des artérioles observées par M. Hayem dans trois cas et constatées également par plusieurs auteurs, expliquent mieux la production des hémorrhagies. Mais constater ces lésions ce n'est que reculer le problème, car il faut encore chercher la cause de leur existence.

Quant à la théorie nerveuse, celle qui veut faire dépendre l'affection soit d'un trouble médullaire, soit d'un trouble du système sympathique, elle est également justiciable de la même objection. De plus, comme nous l'avons dit, une affection médullaire qui le plus souvent ne se traduirait par aucun trouble sensitif ou moteur, qui ne s'accompagnerait pas de lésions, ni macroscopiques ni microscopiques, aurait une allure bien étrange. Pour ce qui est d'une affection du sympathique, nous comprenons bien qu'elle puisse donner lieu aux hémorrhagies ; mais nous nous expliquons moins bien les troubles de nature inflammatoire dont nous avons vu la fréquence chez les purpuriques et nous ne comprenons plus du tout les lésions inflammatoires que l'on a souvent constatées dans les autopsies.

L'étude des lésions, de même que celles des symptômes, nous montre que d'ordinaire il y a deux phénomènes connexes : un premier, purement inflammatoire ; c'est lui qu'accusent les œdèmes, les douleurs perçues parfois au niveau de la tache purpurique, les phénomènes fluxionnaires du côté des jointures, les vomissements, les troubles gastriques et intestinaux, la fièvre, etc. ; c'est lui que nous avons vu s'attestant dans la peau, dans l'estomac, dans l'intestin, par des infiltrations de leucocytes et par des inflammations vasculaires. Les hémorrhagies ne sont que le deuxième phénomène, et, sans contester leur très grande importance, il ne faut pas négliger de tenir compte de l'inflammation concomitante.

Ainsi donc nous nous trouvons en présence de théories antérieures absolument incapables d'expliquer d'une façon satisfaisante la pathogénie du purpura que nous avons étudié.

Si au contraire on admet la nature parasitaire de l'affection, comment comprendre les phénomènes qui se produisent ? Les micro-organismes, une fois entrés dans l'économie, si le milieu dans lequel ils se trouvent leur convient, vont se développer dans le sang. Pendant cette période prodromique de plus ou moins longue durée suivant la résistance de l'organisme, il ne se produira pas d'hémorrhagies ; lorsqu'elles ont lieu ensuite, elles se font dans les points où la circulation est moins active et où les vaisseaux ont un calibre déjà peu considérable ; ceci pourrait expliquer l'arrêt des microbes à leur niveau. Mais ces hémorrhagies ne sembleraient pas le résultat d'une simple action exclusivement mécanique, d'une simple obstruction des vaisseaux par une colonie de microbes. Elles s'expliqueraient beaucoup mieux par l'intervention de phénomènes inflammatoires du côté des vaisseaux, non seulement au point même où les micro-organismes arrêtés auraient pullulé ; mais encore faudrait-il peut-être admettre une certaine inflammation des capillaires situés à la périphérie du vaisseau oblitéré, d'où la rupture de ces capillaires spontanément ou sous l'influence d'une augmentation de tension due par exemple aux mouvements ou à la marche. Ce qui expliquerait l'apparition de nouvelles taches purpuriques lorsque le malade se lève. Il est vrai que dans ce cas il pourrait y avoir aussi transport dans le torrent circulatoire des microbes qui obstruent les vaisseaux et nouvelle éruption de taches hémorrhagiques. Cette auto-infection pourrait expliquer d'ailleurs la marche habituelle de la maladie qui procède, nous l'avons vu, *toujours par poussées.*

De la sorte on pourrait comprendre aussi bien les phénomènes hémorrhagiques que les phénomènes inflammatoires et tous les symptômes de la maladie seraient expliqués.

Les lésions que nous avons trouvées en examinant les pièces provenant de l'autopsie de notre malade rendent tout à fait plausible cette façon de concevoir la pathogénie de l'affection.

CHAPITRE VI

TRAITEMENT

Le traitement doit être à la fois général et local.

Le traitement général doit avoir un double but : lutter contre la production des hémorrhagies et soutenir les forces des malades affaiblis par elle ou par la maladie même.

Contre les hémorrhagies on emploiera les moyens ordinaires, on administrera en particulier le perchlorure de fer qui semble presque toujours avoir eu de bons effets et qui peut être supporté souvent, même s'il y a des vomissements presque incoercibles (observation I). L'eau de Rabel, la limonade citrique trouveront également leur application. Tant qu'à l'ergot de seigle on pourra l'administrer soit par la voie buccale, soit par la voie hypodermique lorsque les vomissements y contraignent. Cependant il ne faut pas oublier que comme dans un cas de Puech, la piqûre d'une seringue de Pravaz peut donner lieu à une hémorrhagie intense nécessitant même l'application du thermo-cautère. Toutefois, malgré cet inconvénient, ce médicament est encore une ressource précieuse lors d'hémorrhagies si abondantes et si répétées que la mort peut en être immédiatement la conséquence. Nous avons vu, après une injection de quelques gouttes d'ergotinine, cesser des hémorrhagies extrêmement abondantes que tous les moyens employés jusque-là n'avaient pu enrayer.

Pour répondre à la deuxième indication, celle de soutenir les forces du malade, on peut avoir recours aux toniques habituels, en particulier à l'extrait de quinquina, et à une alimentation facile à digérer : lait, bouillon, œufs, etc. L'alcool et le vin pourront rendre les mêmes services qu'on peut en attendre lorsqu'il y a une infection ou des hémorrhagies intenses.

La transfusion pourra-t-elle venir en aide à un malade rendu presque exsangue par les pertes de sang ? On ne saurait en cette circonstance contester son utilité et dans quelques cas comme dans une observation de M. Bouchut (1) elle semble avoir eu de bons effets. Cependant il ne faudrait pas s'en exagérer l'influence. Il ne s'agit pas d'un malade dont toute l'affection résulte de la perte de sang qu'il a faite ; il s'agit au contraire d'hémorrhagies qui ne sont qu'un accident de la maladie. Le sang transfusé trouve non un organisme sain capable de l'assimiler, mais un organisme malade pour qui l'assimilation devient très problématique. Aussi la plupart des transfusions faites pour des malades atteints de purpura hémorrhagique ont-elles donné des résultats peu favorables.

Le traitement local consistera à arrêter les hémorrhagies au point où elles se produisent. Contre l'épistaxis et les hémorrhagies vaginales on sera parfois forcé de recourir au tamponnement, mais ce sont là des moyens dont il ne faudra se servir que lors d'absolue nécessité. Il ne faudra pas oublier, en effet, qu'après le tamponnement la gangrène a été signalée, du moins à la suite du tamponnement des fosses nasales. Il faudra, si le tamponnement a été pratiqué, non seulement le faire avec toute l'antisepsie, possible mais encore le retirer aussitôt qu'on le pourra, quitte à en mettre un nouveau après lavage avec une solution antiseptique chaude.

La glace sur le ventre sera comme à l'ordinaire un excellent moyen contre les hémorrhagies stomacales et intestinales.

Les hémorrhagies gingivales sont rarement très abondantes ; cependant il sera bon de s'efforcer de les arrêter par les attouchements avec le jus de citron ou peut-être par des badigeonnages avec une solution de cocaïne, comme on l'a préconisé.

Quand il y a des infiltrations de sang étendues ou que des ecchymoses superficielles présentent une réaction inflammatoire intense le sphacèle est alors à craindre ; il sera utile de laver avec soin les téguments au savon, puis avec une solution antiseptique, le sublimé de préférence et de faire un enveloppement complet du membre ou de la partie malade avec la ouate salicylée. Cet enveloppement ouaté devra être laissé pendant un certain nombre de jours de façon à éviter, si c'est possible, la putréfaction des parties mortifiées.

Il faudra surveiller avec soin l'état de la muqueuse buccale, et, si on y constate les ulcérations à tendance gangréneuse que nous avons signalées, faire des attouchements aux points ulcérés avec un

(1) *Clinique de l'hôpital des Enfants-Malades* 1887, p. 574.

pinceau trempé dans une solution antiseptique, la liqueur de Van Swieten par exemple, et de plus pratiquer de nombreux lavages plusieurs fois par jour avec la solution boriquée saturée.

Il faudra également se souvenir de la fréquence des manifestations rénales et si une néphrite semble à craindre faire le traitement habituel de cette affection.

On ne laissera pas lever le malade aussitôt qu'il n'aura plus de manifestations hémorrhagiques; il sera au contraire préférable de lui faire garder le lit quelques jours encore pour éviter la réapparition des accidents, comme cela a été observé fréquemment.

Toute intervention chirurgicale devra être proscrite à moins d'absolue nécessité, puisque, comme nous l'avons vu, tout traumatisme même l'ablation d'une dent peut être suivi de gangrène ou au moins d'hémorrhagie.

Si le purpura apparaît au cours d'une grossesse, il faut s'attendre à l'avortement ou à l'accouchement prématuré et tenir tout préparé pour combattre les hémorrhagies utérines qui sont la règle dans ces cas.

CONCLUSIONS

Parmi les affections si nombreuses désignées sous le nom de purpura, il existe une maladie distincte, ayant comme caractère propre de se montrer en dehors de tout autre état morbide.

Elle se développe sans aucune cause appréciable chez des individus vigoureux et robustes, aussi bien que chez des gens affaiblis ou débilités.

Les hémorrhagies sont les symptômes les plus manifestes, en particulier les hémorrhagies cutanées ; mais elles s'accompagnent presque toujours de fièvre ou tout au moins de poussées fébriles et de phénomènes d'ordre inflammatoire plus ou moins accentués.

Suivant l'intensité des manifestations il peut y avoir des symptômes très bénins ou au contraire des accidents rapidement mortels. Ce ne sont là que des degrés de la même maladie, comme le montrent certains cas intermédiaires qui peuvent servir de transition entre chacune de ces formes morbides.

Les désordres locaux peuvent être parfois assez prononcés pour qu'une gangrène étendue et profonde en soit la conséquence. Cette gangrène peut survenir spontanément du fait de l'affection ou à la suite d'un traumatisme même léger.

Il peut exister des troubles articulaires pseudo-rhumatismaux rappelant ceux des maladies infectieuses.

La maladie s'observe chez les femmes enceintes ; elle provoque l'avortement ou l'accouchement prématuré ; *elle est transmissible de la mère au fœtus.*

En même temps qu'on constate à l'autopsie des lésions hémorrhagiques, on en trouve également d'inflammatoires. Les lésions observées rappellent celles des maladies infectieuses.

L'affection nous paraît être de nature infectieuse, comme le prouve la présence plusieurs fois constatée de microbes dans le sang pendant la vie.

Le micro-organisme qui nous semble causer la maladie est un microcoque. Nous avons pu le cultiver en prenant du sang durant la vie.

Un cas qu'il nous a été donné d'observer expliquerait, selon nous, la pathogénie des accidents : au niveau des taches purpuriques les vaisseaux seraient obstrués et enflammés par des colonies de microcoques et autour de ces vaisseaux il existerait une réaction inflammatoire caractérisée par la présence de nombreux leucocytes ; c'est à la périphérie de ces foyers que se produiraient les hémorrhagies, vraisemblablement dues à une congestion à la fois mécanique et surtout inflammatoire.

Le purpura hémorrhagique primitif est donc un *purpura infectieux primitif*.

OBSERVATIONS

OBSERVATION I (PERSONNELLE)

*Purpura hémorrhagique semblant être au début une simple ma-
ladie de Werlhof, mais s'accompagnant bientôt d'élévations
thermiques qui correspondent à des poussées hémorrhagiques.
Tendance à l'adynamie. — Ulcérations gangréneuses de la muqueuse buccale. — Guérison. — Présence plusieurs fois constatée
de microcoques dans le sang. — Culture de ce microcoque en
ensemençant des milieux de culture avec le sang du malade.*

Le nommé Tr...., Eugène, âgé de 6 ans, entré le 6 décembre 1887, salle
St-Thomas, lit n° 14. Il vient pour un purpura très intense. Il est envoyé de
Tenon à M. le professeur Grancher par M. Straus.

Il ne présente aucun antécédent de nature à expliquer l'affection dont il
est atteint. Ses parents et ses grands parents n'ont jamais eu d'hémorrhagies, ni aucun symptôme pouvant se rattacher à l'hémophilie. Son père
tousse et est assez maigre, cependant il n'a jamais fait de maladie l'ayant
forcé à s'aliter ; un des frères du malade, âgé de 13 ans, tousse également. La
mère est bien portante et il en est de même de trois autres enfants..

Le petit malade est né à terme, a été nourri au sein par sa mère, jusqu'à
treize mois, a marché à quatorze mois. Il a parlé de bonne heure. Dentition
sans accident. Pas de rachitisme. Il a eu la rougeole à l'âge de trois ans.

Il est dans des conditions hygiéniques aussi satisfaisantes que possible. Il
habite avenue d'Ivry, dans un appartement dont les quatre fenêtres donnent
sur l'avenue ; l'école à laquelle il va est dans des conditions de salubrité
excellentes, nous dit-on ; aucun enfant de l'école n'est atteint d'une maladie analogue à la sienne. Son alimentation est très convenable. On boit chez
lui de l'eau de la Vanne. Il ne se trouve aux environs de la maison aucune
condition d'infection, aucune fabrique dont les émanations pourraient arriver
jusque-là. Les égouts de la rue n'ont pas été réparés depuis 5 ans. Les

cabinets d'aisance sont assez éloignés pour qu'aucune odeur ne pénètre dans le logement.

Le samedi 3 décembre, l'enfant était allé à l'école, il était bien portant ; à son retour, il dîna et joua comme à l'habitude. A neuf heures, pendant qu'il dormait, ses parents remarquèrent sur la joue gauche une tache rougeâtre de la grosseur d'un pois. En même temps les gencives saignaient un peu. Après une nuit tranquille, le lendemain 4 décembre, on constata sur la poitrine en avant et en arrière, des taches semblables à celles de la joue ; l'appétit était très diminué, mais conservé. Toute la journée sa gaîté habituelle ne l'a pas abandonné. Il fut même plus joueur que d'ordinaire, au dire de sa mère. Dans le courant de la journée, de nouvelles taches apparurent sur le corps et envahirent les bras. Le 5 décembre, leur nombre augmenta encore ; de plus, dans la nuit du 5 au 6, une vive douleur de l'oreille gauche troubla le sommeil de l'enfant ; le 6 décembre on trouve une tache purpurique sur le pavillon de l'oreille, douloureuse. Pas d'hémorrhagie par aucune autre muqueuse que celle de la bouche. Cette hémorrhagie gingivale n'a pas cessé depuis le début de l'affection. Ni vomissements, ni diarrhée, ni œdème.

Il faut ajouter, que trois jours avant l'apparition de la première tache, l'enfant avait commencé à tousser. L'éruption purpurique a semblé provoquer une légère recrudescence de cette toux.

Lorsque l'enfant arrive dans le service, on est frappé de la pâleur de son visage qui présente la teinte de la cire vieille. Il a au contraire à l'état normal la figure assez colorée ; cette pâleur est survenue depuis deux jours. Il est assez bien constitué pour son âge bien que pas très grand ; il ne présente aucune marque de rachitisme ni de strume.

La peau de tout le corps est très pâle et en même temps constellée de taches de volume très variable, variant de la dimension d'une lentille à celle d'un simple point. Ces taches sont surtout abondantes à la partie antéro-supérieure du thorax et sur les épaules. A la face, elles dépassent un peu le bord du maxillaire. On en trouve d'isolées au niveau de l'angle externe de l'œil gauche et sur la paupière supérieure du même œil. Les taches se trouvent aussi sur les membres, nombreuses surtout aux cuisses et aux bras ; il y en a quelques-unes sur les doigts. La coloration de ces taches présente tous les intermédiaires, depuis le rouge vif jusqu'au violet foncé et presque noir.

Sur les deux jambes en avant du tibia, on remarque plusieurs ecchymoses, dont la plus grande a la dimension d'une pièce de dix sous.

La matité splénique n'est pas appréciable. Le foie n'est pas augmenté de volume. A l'auscultation de la poitrine, on n'entend que quelques râles ronflants, à la partie moyenne des poumons. Rien au cœur, dont la pointe bat dans le 4ᵉ espace. A l'examen de l'anus, on trouve des traces de sang qui indiquent une hémorrhagie intestinale passée inaperçue. Pas d'angine, pas de taches purpuriques dans la bouche. Les gencives sont saignantes, mais pas fongueuses.

L'enfant est assez gai, et pendant que nous interrogeons sa mère, il s'amuse avec un jouet et ne semble ressentir aucun malaise. Il marche et remue comme s'il n'était pas malade.

Aucune fièvre, température 37°,1.

Dans l'après-midi légère épistaxis par la narine droite. La stomatorrhagie est assez abondante et a fait sur l'oreiller une large tache.

Urines rares, non sanglantes. L'enfant prend volontiers le lait qu'on lui prescrit, mais ne demande pas à manger.

L'examen du sang donne 3,531,250 globules et 10 pour 100 d'hémoglobine.

Après avoir lavé le pouce au savon, puis au sublimé et à l'alcool, nous pratiquons une légère piqûre avec une lancette dont nous avons préalablement rougi la pointe au feu et nous ensemençons des tubes d'agar, d'agar glycériné, de gélatine et des bouillons de lapin, de bœuf et de cheval.

Examinant du sang recueilli sur des lamelles, nous trouvons des microcoques.

7 décembre. Stomatorrhagie abondante, hématurie intense. Il n'y a pas eu de selles, mais le thermomètre ressort couvert de sang.

Traitement. — Perchlorure de fer, 14 gouttes ; acide citrique 4 grammes ; eau-de-vie, 30 grammes.

T. M., 37°,5. S. 38°,5.

Le 8. L'enfant, ce matin, va très mal ; il a eu cette nuit des hématémèses assez abondantes. Pas d'hémorrhagie intestinale vraie, l'enfant n'étant pas allé à la selle, mais le thermomètre ressort toujours couvert de sang. Une ecchymose est apparue sur l'épine iliaque droite et une autre au niveau de la première phalange du médius gauche. La température est tombée à 36°,1.

Il n'y a pas eu d'urine rendue depuis hier ; on pratique le cathétérisme avec une sonde stérilisée. L'urine retirée est pleine de sang.

Le soir, il existe une nouvelle tache ecchymotique à la face dorsale de la main au niveau de l'extrémité supérieure du métacarpien du pouce gauche ; cette tache a la dimension d'un gros pois, elle est violacée. Ecchymoses semblables au niveau des deux coudes.

Hémorrhagies intestinales répétées et abondantes, hématémèses nouvelles, malgré la glace donnée à l'intérieur et mise sur le ventre et les lavements froids.

Le malade a vomi tout ce qu'on a voulu lui faire prendre, sauf cependant le perchlorure de fer. Il est très abattu ; la peau est tout à fait décolorée au point où il n'y a pas de taches purpuriques. Nous lui faisons une injection de trois gouttes d'ergotinine.

Le 9. La nuit a été bonne, il a dormi un peu. Les hémorrhagies intestinales et les hématémèses ne se sont pas reproduites depuis l'injection d'ergotinine ; aucune hémorrhagie n'a eu lieu par la piqûre ; les urines du matin sont encore sanglantes, mais à partir de quatre heures de l'après-midi, elles ne le sont plus. Les vomissements continuent quand on cherche à faire prendre quelque chose au malade. Le perchlorure de fer n'est cependant pas vomi.

Les hématémèses, le mélæna, les hématuries ont définitivement cessé. Le thermomètre n'est plus taché de sang quand on prend la température rectale. T. M. 37°,2. S. 37,3.

Le 10. Taches ecchymotiques nouvelles sur les jambes ; les taches antérieurement produites tendent à s'effacer. L'enfant se sent mieux, il s'occupe de ce qui se passe autour de lui ; il joue un peu. Les vomissements ont cessé. Il demande à manger. Traitement : Bouillon, lait, limonade vineuse, perchlorure de fer et potion avec 4 grammes d'acide citrique et 30 grammes d'eau-de-vie. T. m. 37,4 ; s. 37,7.

Le 11. T. m. 37,8 ; s. 38,5.

Le 12. L'état du malade s'améliore progressivement, aucune tache purpurique nouvelle n'est apparue. Les hémorrhagies ont tout à fait cessé ; toutefois les gencives sont encore saignantes. La face est très pâle. Pas de vomissements, pas de diarrhée. T. m. 38,1 ; S. 38,8.

Le 13. T. m. 37,7 ; s. 38,3.

Le 14. Nous apercevons sur la muqueuse des deux joues de chaque côté, une ulcération qui correspond à la pression des dents molaires. Traitement : lavages boriqués de la bouche.

Les paupières sont un peu bouffies, mais il n'y a cependant pas d'albumine dans l'urine, ni non plus de peptone, ni de sucre, T. s. 37,4.

Le 15. Nous trouvons dans l'urine une quantité notable d'albumine. Les ulcérations de la bouche se sphacèlent outre les lavages boriqués ; on prescrit des attouchements avec un pinceau imbibé de liqueur de Van Swieten. L'enfant est aujourd'hui moins gai. Régime lacté : T. m. 37 ; s. 37,5.

Le 16. L'albumine a complètement disparu, T. m. 37,7 ; s. 37,5.

Le 17. Les urines sont de couleur normale et ne contiennent pas d'albumine. Les ulcérations buccales vont mieux. Le petit malade joue et réclame à manger. On maintient encore le régime lacté ; on prescrit un gramme d'extrait de quinquina. T. m. 37,2 ; s. 37,7.

Le 18. T. m. 37°,7 ; s. 38°,7. Vers cinq heures du soir, hémorrhagie intestinale peu abondante.

Le sang examiné contient encore des microcoques : il renferme 2,468,750 globules par millimètre cube et six pour cent seulement d'hémoglobine.

Le 19. Selles noires et fétides. Urines très rares riches en urates. Le sphacèle des ulcérations de la bouche persiste encore et l'haleine est fétide. T. m. 36°,9 ; s. 37°,5.

Le 23. Amélioration très grande ; les hémorrhagies ont cessé depuis le 19. Les ulcérations buccales se détergent.

On supprime le régime lacté. La température depuis le 20 oscille entre 37°,1 et 37°,4.

Le 30. L'enfant va très bien, on lui permet de se lever. Les ulcérations de la muqueuse buccale sont guéries.

15 janvier. L'enfant est guéri et peut quitter l'hôpital. Le sang examiné à trois reprises, dans le courant de janvier, ne présentait plus de microcoques ; une nouvelle tentative de culture faite le 24 décembre a échoué, ce qui s'explique puisque le malade est alors guéri. Les ensemencements pratiqués le 8 décembre, au moment où la maladie était le plus intense, ont au contraire permis de cultiver un microcoque, dont nous avons donné les caractères plus haut, page 56.

OBSERVATION II (INÉDITE)

Recueillie par M. le D' QUEYRAT, chef de clinique de la Faculté.

Maladie de Werlhof, mais avec poussées fébriles légères.

F..., Rosine, âgée de 10 ans, entre le 16 mai 1887, à l'hôpital des Enfants-Malades (service de M. le professeur Grancher, salle Ste-Geneviève, n° 6.)

Antécédents héréditaires. — Père bien portant. Mère morte du croup à 18 ans. Deux sœurs bien portantes.

Antécédents personnels. — Née à terme, nourrie au sein par sa mère en Italie, a marché à 12 mois, pas d'accidents de dentition. Elle habite Paris depuis plusieurs années. Elle n'a jamais été malade. L'affection actuelle a débuté le jeudi 12 mai.

Ce jour-là, l'enfant a eu à son réveil, sans cause appréciable, *une épistaxis abondante* ; nouvelle épistaxis le vendredi soir ; le samedi apparaissent sur la peau des *taches ecchymotiques*. Troisième épistaxis le samedi soir, puis encore le dimanche dans l'après-midi. Le dimanche soir et le lundi matin *urines sanguinolentes*.

Pas de fièvre d'ailleurs : l'appétit est conservé, la digestion se fait bien : aucune douleur.

État actuel. — Enfant grande pour son âge, bien constituée, bien musclée. Aucune trace de rachitisme. Pas d'adénopathie cervicale ou sous-maxillaire.

Le visage est pâle et légèrement terreux.

En examinant le tégument externe on constate l'existence de nombreuses taches purpuriques dont la distribution est la suivante :

Sur le thorax il en existe une trentaine d'un rouge foncé, ayant à peu près les dimensions d'une tête d'épingle. Quelques-unes, plus anciennes, ont une coloration noirâtre.

L'abdomen en présente une dizaine, presque toutes récentes, d'un rouge assez vif.

Dans le dos, on remarque une ecchymose de 1 cent. 1/2 de long sur 1 1/2 cent. de large, une autre sur le flanc gauche, une troisième au niveau du bord spinal de l'omoplate gauche, enfin un assez grand nombre de petites taches semées çà et là.

Sur les fesses et les cuisses, une trentaine de macules ecchymotiques dont les plus considérables ont les dimensions d'un pois. Sur la face externe de la cuisse droite, à peu près vers sa partie moyenne, ecchymose de 3 cent. de large sur 1 cent. de long.

Sur les jambes, les taches sont plus nombreuses, mais beaucoup plus petites ; en certains endroits, elles constituent un véritable pointillé sanguinolent. La plus considérable siège au niveau de la tête péronéale du côté gauche : elle a les dimensions d'une pièce de 20 centimes.

Les bras, particulièrement celui du côté droit, présentent quelques ecchymoses assez larges et de nombreuses petites macules. Ces dernières sont les unes d'un rouge vif, les autres noirâtres. Quant aux ecchymoses, les unes sont noirâtres, les autres bleutées, d'autres enfin d'un jaune vert.

Sur le cou, piqueté hémorrhagique assez accusé ; deux ecchymoses sur la tempe gauche, trois ou quatre vers l'angle interne de l'œil gauche, une sur la joue droite, une au-dessous de la commissure labiale gauche.

Sur la lèvre supérieure, près de la ligne médiane et vers le sillon naso-génien droit, poussée de vésicules herpétiques en voie de dessiccation.

Rien du côté des yeux ; pas d'ecchymoses sous-conjonctivales.

Les gencives sont un peu molles, saignent facilement et autour de chaque dent on trouve une petite coagulation sanguine dans la sertissure de la gencive. L'expuition de la malade est sanguinolente. Les incisives supérieures et inférieures sont très nettement dentelées.

La langue est recouverte d'un mucus sanguinolent, mais si on l'essuie, elle apparaît absolument nette. L'appétit est conservé ; pas de vomissements, pas de clapotage stomacal ; les selles sont sanglantes.

Rien aux poumons. Rien au cœur : le pouls est petit, mais sans présenter d'intermittences, ni d'irrégularités, 96 pulsations. Le foie et la rate ne paraissent pas modifiés dans leur volume. Les urines, sanglantes, sont d'un rouge vif.

Les réflexes patellaires sont normaux ; rien à signaler du côté de la motilité pas plus que du côté de la sensibilité, soit générale, soit spéciale.

Température rectale, 38°,5.

Diagnostic : Maladie de Werlhof.

Traitement. — Limonade citrique vineuse. Potion avec 4 gr. d'acide citrique. Potion au rhum et à l'extrait mou de quinquina.

Le 17. T. m. 37°,3 ; s. 37°,5.

Le 18. Légère épistaxis. Plus de sang dans les garde-robes. T. m. 37°,1 ; s. 38°,5.

Le 19. T. m. 38°,1 ; s. 37°,7.

Le 20. Les urines ne contiennent plus de sang. T. m. 37°,5 ; s. 37°,7.

Dans la suite, il ne se produit pas de nouvelle hémorrhagie pas plus du côté de la peau que du côté des muqueuses. Les taches purpuriques s'effacent peu à peu. La température reste à 37°. La petite malade se lève le 24 mai ; elle quitte l'hôpital le 5 juin.

OBSERVATION III (INÉDITE)

Communiquée par M. le Dr QUEYRAT, chef de clinique de la Faculté.

(Résumé).

Maladie de Werlhof, mais accompagnée d'un certain état fébrile.

Mu... Valentin, jeune soldat du 9ᵉ de ligne, vigoureux, bien constitué, n'ayant jamais été malade jusque-là, est subitement pris, le 20 mars 1877, d'épistaxis, en même temps que sur sa peau apparaissaient « des taches de sang ». Traité d'abord à l'infirmerie régimentaire, il est envoyé deux jours après au grand hôpital de Lyon, où il est admis dans le service de M. Barudel (salle 13, lit 17).

Le malade présente sur toute la surface cutanée des taches purpuriques ayant pour la plupart les dimensions d'un pois ou d'une pièce de 20 centimes. Sur plusieurs points (face externe des cuisses, parties latérales du thorax), existent de véritables placards hémorrhagiques plus larges que la paume de la main.

Urines sanglantes. Hémorrhagies intestinales abondantes. Epistaxis répétées.

Pas de stomatorrhagie; les gencives ne sont nullement tuméfiées, Pas d'hématémèse ni d'hémoptysie.

Rien au cœur, rien aux poumons; pas d'augmentation de volume du foie ni de la rate. Prostration très grande; température 37°.

M. Barudel discute le diagnostic de scorbut ; les conditions étiologiques font ici défaut ; d'autre part il n'existe aucune altération de la bouche. En conséquence il conclut à une maladie de Werlhof.

Il porte un pronostic très réservé en raison de l'abondance et de la multiplicité des hémorrhagies.

Traitement. — Potion au perchlorure de fer, potion à l'extrait de ratanhia, limonade citrique.

L'état du malade reste assez grave pendant cinq ou six jours : il se produit de nouvelles poussées de purpura, notamment de larges suffusions sanguines sous-conjonctivales, puis amélioration graduelle et finalement guérison. Mais le malade reste très faible, très anémié ; il est envoyé en convalescence le 12 avril après 15 jours de maladie.

La température après s'être élevée à 38° les troisième et quatrième jours

de la maladie, dépasse ce chiffre pendant plusieurs jours et monte même à
38°,6 pour revenir ensuite graduellement à 37°.

OBSERVATION IV (PERSONNELLE)

*Ecchymoses purpuriques multiples simulant des ecchymoses
traumatiques. — Adénopathie trachéo-bronchique probablement tuberculeuse*

La nommée W... Elisabeth, âgée de 6 ans, entre à l'hôpital le 24 décembre 1887, salle Ste-Geneviève, lit n° 25, dans le service de M. le professeur
Grancher.

Le lendemain, lorsque nous la voyons, elle porte encore des ecchymoses
qui s'effacent : les unes sont violacées, les autres ont une teinte jaune. Il
en existe une sur la joue droite, elle a la dimension d'une pièce de cinquante
centimes ; une autre située sur la partie gauche du front a le diamètre d'une
pièce d'un franc ; à une faible distance de cette dernière il en existe deux
autres ayant seulement l'étendue d'un pois.

Ecchymoses multiples sur la partie postéro-externe du bras droit ; elles
sont jaunes et rappellent l'aspect de celles que produit la pression des doigts.

Au-dessous du coude gauche, placard ecchymotique jaunâtre rappelant
absolument l'ecchymose produite par un coup. Lorsqu'on interroge l'enfant
à plusieurs reprises, elle dit tantôt que l'ecchymose s'est produite à la suite
d'une chute sur le coude, tantôt elle dit tout le contraire et affirme qu'elle
s'est faite spontanément.

Ecchymose jaunâtre irrégulière au-dessus du mamelon gauche.

Sur la paupière supérieure droite, tache rougeâtre de la largeur d'une
lentille peut-être ecchymotique. Pas de fièvre actuellement.

Signes d'adénopathie trachéo-bronchique : matité au niveau du manubrium
et submatité à la portion dorsale au point correspondant aux ganglions
trachéo-bronchiques.

Quelques râles ronflants dans la poitrine. Le système pileux est assez
développé, quelques petits ganglions dans les deux aines. Aspect un peu
chétif, mais sans amaigrissement très prononcé.

En présence des taches que nous venons de signaler, la première pensée
qui se présente à l'esprit, c'est que l'enfant a été battue.

Voici les antécédents de la malade : sa mère a eu des rhumatismes articulaires, mais n'a pas fait d'autres maladies ; sa grand'mère maternelle est morte de la poitrine, son grand-père maternel est mort paralysé.

Le père de l'enfant est bien portant et n'a jamais fait de maladie d'aucune sorte ; il est alcoolique.

La mère n'a eu que trois enfants dont le troisième seul a succombé au bout de 17 jours.

L'enfant a été élevée au biberon à la campagne. Elle eut à 4 ans 1/2 la rougeole ; puis une bronchite il y a un an. Elle a du reste, dit la mère, toujours toussé depuis qu'elle est au monde.

En juin 1887 elle reste six semaines dans le service de M. Simon à l'hôpital des Enfants-Malades ; elle avait alors la coqueluche. Après avoir passé un mois à l'asile de convalescence elle retourne chez sa mère et continue à avoir une toux quinteuse. Il y a un mois la toux qui avait cessé reparaît.

Une quinzaine de jours avant son admission à l'hôpital sa tante chez qui la fillette était en garde s'aperçoit qu'elle a des taches sur le corps et demande à l'enfant si elle ne s'est pas battue à l'école, ou si elle n'a pas été battue. La tante s'informe et apprend que l'enfant se battait bien parfois avec ses camarades, mais qu'il n'y avait pas eu de bataille récente et que, du reste, elle n'a été frappée par personne.

Malgré tout, la tante n'est convaincue qu'en voyant survenir de nouvelles marques, qui cette fois ne sauraient être dues à des coups. On s'inquiète alors et on conduit l'enfant à l'hôpital.

Depuis sa coqueluche la petite malade avait souvent des saignements de nez. Elle n'aurait pas eu d'épistaxis plus nombreuses avant l'apparition des ecchymoses, mais le matin du jour où on l'amène à l'hôpital elle eut une épistaxis.

La malade habite rue des Anglais, 1, des chambres qui donnent sur la rue ; on n'y sent pas d'odeur provenant des cabinets d'aisance, mais cependant ceux-ci sont juste en face la porte du logement. Ce dernier se compose de deux pièces dans lesquelles couchent huit personnes ; deux grandes personnes et cinq enfants, plus la petite malade. Aucun des cinq enfants n'a été malade.

Au point de vue de l'alimentation l'enfant n'aurait pas subi de privations.

Le 26. Les ecchymoses cutanées s'effacent de plus en plus. A la face interne de la joue droite est apparue depuis la veille sur la muqueuse une tache d'un rouge très vif ; elle a la dimension d'une tête d'épingle.

Le diagnostic de purpura devient ainsi certain.

L'ensemencement de plusieurs tubes d'agar avec le sang de la malade resto sans résultat; mais la maladie est pour ainsi dire terminée à ce moment et cet insuccès ne saurait rien prouver.

Du reste la guérison est si complète qu'aucune tache purpurique n'apparaît plus et que la malade peut bientôt quitter l'hôpital.

OBSERVATION V (INÉDITE)

Communiquée par M. DAUTIGNY, interne des hôpitaux.

Maladie de Werlhof ou plutôt purpura simplex avec fièvre; réapparition des taches purpuriques toutes les fois que le malade se lève. — Guérison après un grand nombre de rechutes.

Le nommé Riv... Louis, âgé de 11 ans, entre le 18 avril 1887 dans le service de M. Descroizilles, salle St-Augustin, n° 2, hôpital des Enfants-Malades.

La mère de l'enfant est morte phtisique.

Lui-même s'est toujours bien porté; il est de bonne constitution; il paraît bien nourri et n'avoir subi aucune privation.

Depuis huit jours ses parents avaient remarqué sur son corps une série de taches rouges. Un saignement de nez, peu abondant du reste, avait précédé leur apparition. Une frayeur de l'enfant était invoquée par les parents comme cause de tous ces accidents. Mais comme il tardait à reprendre son entrain et présentait un peu de fièvre, ils se décidèrent à le conduire à l'hôpital.

A la partie dorsale du pied, sur les jambes et les cuisses, on aperçoit un semis de taches d'un rouge violacé. Au dos du pied elles ont le volume d'une lentille; aux jambes, elles sont un peu plus grandes. Partout leur forme est très irrégulière, c'est aux jambes et du côté de l'extension qu'elles sont le plus abondantes. On en trouve aussi quelques-unes clairsemées, sur les fesses et à la partie postérieure des cuisses. L'abdomen en présente cinq ou six, isolées et assez larges. On n'en rencontre ni sur le devant de la poitrine, ni au cou, ni au visage. A la partie postérieure des avant-bras elles se rencontrent en assez grand nombre, mais n'y atteignent que de faibles dimensions. Aucune sur les mains.

Toutes ces taches ont la même teinte : rouge violacé, et paraissent remonter à la même période. Elle ne sont pas saillantes et ne s'effacent pas à la pression du doigt.

Le malade ne ressent aucune douleur articulaire ; aucune articulation n'est tuméfiée. Il est d'ailleurs très alerte, ne souffre pas, et conserve son appétit. La fièvre est modérée, le thermomètre qui marquait 38°,8 la veille au soir ne dépasse pas 38°,2 le matin.

Rien au cœur.

Rien à la poitrine dont l'examen est fait avec beaucoup de soin.

Traitement. — 1° sulfate de quinine 0,50 centigr. ; 2° extrait de quinquina, 1 gramme.

Le soir et les jours suivants la température est assez modérée. Le soir, elle ne dépasse pas 38°,5 ; le matin elle oscille entre 37°,8 et 38°,2 et ainsi pendant les cinq ou six jours qui suivent. Durant toute cette période le malade garde au lit le repos le plus absolu.

Les taches purpuriques ont alors présenté les différentes teintes successives par lesquelles passent les taches ecchymotiques, et le huitième jour elles ont complètement disparu.

La fièvre est complètement tombée. Le sulfate de quinine est supprimé. L'extrait de quinquina est continué et associé au sirop d'Iodure de fer. Pendant huit jours encore le malade est strictement maintenu au lit ; pas une tache purpurique n'apparaissant, on lui permet de se lever. C'est ce qu'il fait après-midi, pendant trois heures ; il se promène dans la salle, sans fatigue, paisiblement, et se recouche.

Le lendemain matin il est couvert de taches purpuriques, aux jambes, aux cuisses, aux avant-bras! C'est une reproduction exacte de l'éruption que le malade présentait à son entrée. Même abondance, mêmes lieux d'élection, même coloration. Pas de fièvre, pas de douleurs articulaires.

Traitement. — Extrait de quinquina, XX gouttes de perchlorure de fer. Repos absolu.

Dans les cinq jours qui suivent les taches purpuriques s'effacent graduellement et disparaissent. Interdiction absolue de sortir du lit. Le malade s'y soumet trois ou quatre jours, puis un soir se lève pendant dix minutes à peine. Le lendemain, nouvelle poussée hémorrhagique de la peau offrant tous les mêmes caractères que précédemment.

A partir de ce moment, et pendant trois semaines, le malade est rigoureusement tenu au lit. Tous les jours on lui fait une injection sous-cutanée avec un gramme d'ergotine ; à l'intérieur il prend de l'extrait de quinquina (un gramme par jour). Sa nourriture est très suffisante.

Au bout de trois semaines, on lui permet de se lever; le lendemain matin, au réveil, il est couvert de taches purpuriques aussi abondantes que la première fois.

A partir de ce moment le malade est soumis au perchlorure de fer et au quinquina à l'intérieur. Il garde le lit huit jours encore et est repris des mêmes accidents chaque fois qu'il veut se lever.

Sur ces entrefaites, la famille a voulu emmener le malade, alors que sous l'influence d'un repos de plusieurs jours il paraissait de nouveau guéri.

Il sort le 17 juillet, mais quelques jours après on le conduit à l'hôpital. Il entre dans le service de M. Labric, et là, après un repos de quelques jours et une médication par le quinquina et l'iodure de fer, il sort guéri sans avoir eu de rechutes.

OBSERVATION VI (PERSONNELLE)

Scarlatine. — Angine gangréneuse. — Purpura hémorrhagique caractérisé par des vomissements, des œdèmes inflammatoires et des taches hémorrhagiques. — Arthrites. — Néphrite.

G... Edgar, âgé de 7 ans et demi, entre le 19 octobre 1887, salle St-Thomas, lit n° 21, à l'hôpital des Enfants-Malades dans le service de M. le professeur Grancher.

Né à terme, nourri au sein par sa mère, à Paris; sevré à deux ans, il eut la rougeole à 5 ans, la variole à 6 ans.

Il y a trois semaines, l'enfant tombe d'un deuxième étage. Huit jours après il fut pris de vomissements et au dire de la mère aurait toujours été souffrant et abattu depuis lors.

Le dimanche 16 octobre il se plaint d'un fort mal de gorge. Le médecin appelé fait le diagnostic de scarlatine.

Voici dans quel état se présente le malade le jour de son entrée à l'hôpital: il est de taille moyenne pour son âge, assez vigoureux, le teint est fortement coloré. On remarque sur tout le corps une rougeur jus de framboise; la gorge est douloureuse. L'amygdale droite présente un enduit noirâtre accusant un sphacèle superficiel. Rien au cœur ni dans l'abdomen.

L'urine ne contient pas d'albumine; température élevée 39°. On porte le diagnostic de scarlatine accompagnée d'amygdalite gangréneuse.

En même temps que lui, sa sœur a été prise de scarlatine et est entrée à l'hôpital St-Antoine ; mais elle n'a présenté, d'après les renseignements que nous avons pu recueillir, ni amygdalite gangréneuse, ni accidents semblables à ceux que notre petit malade eût dans la suite.

Le 22. La gorge est moins enflammée. L'eschare est tombée laissant à sa place une surface tomenteuse ulcérée. L'urine ne contient pas d'albumine. Traitement : on touche l'amygdale malade deux fois par jour avec une solution de sublimé au centième et de plus on pratique des pulvérisations chaudes dans la gorge avec la solution boriquée saturée.

Le 24. La tuméfaction de l'amygdale a diminué. Le malade se plaint de douleurs dans l'abdomen. La desquamation commence.

Le 25. Les douleurs sont vives surtout au niveau de la région ombilicale. Pas de constipation, ni de diarrhée.

Le 26. *Vomissements porracés.* Douleurs abdominales encore plus violentes. Les urines donnent avec l'acide nitrique un anneau d'indican très prononcé. Avec le réactif de Tanret on obtient un précipité qui disparaît à chaud et reparaît à froid. Ce précipité est donc bien constitué par des peptones.

Traitement. — Lavement avec laudanum, cinq gouttes. Potion de Rivière, lait glacé.

Le 27. Les vomissements ont cessé. Œdème de la joue gauche, comme s'il y avait une fluxion due à une carie dentaire.

Dans l'après-midi le scrotum se tuméfie. Nous pensons alors au purpura et nous trouvons sur les mains, de petites taches rosées de la dimension d'une tête d'épingle et qui pourrait bien être des taches purpuriques.

Le 28. Les bourses sont très gonflées et la peau du scrotum est rouge et chaude.

Les urines ne contiennent pas d'albumine. L'œdème se montre également sur les membres, surtout les supérieurs.

Traitement. — Lait exclusivement ; café, alcool.

Le 29. La desquamation continue. L'œdème a augmenté. Œdème dur de la main droite sans changement de couleur. Pas d'arthrite dans aucune articulation. Rien au cœur. Violentes douleurs dans le ventre ; constipation depuis trois jours. *Pas d'albuminurie.*

Sur les deux pieds à la région dorsale au niveau de la racine des 1er, 2e et 3e orteils, au niveau du pli des deux coudes et à la région dorsale supérieure de l'avant-bras droit, se voient de petites taches rouges qui présentent tous les caractères des taches purpuriques.

Le 31. Apparition de taches purpuriques sur la fesse et le flanc gauche.

1er novembre. L'enfant se plaint beaucoup du ventre et de la tête. Les taches de la fesse et du flanc sont plus colorées.

Le 2. Diarrhée dans la journée. Douleur vive à la région épigastrique spontanée et provoquée par la pression.

Le 3. Il a bien dormi la nuit ; mais ce matin il souffre dès qu'il remue.

La pression provoque de la douleur au point du coude gauche compris entre l'olécrâne et l'épicondyle. Les mouvements spontanés et provoqués sont cependant possible. A droite, les mouvements du bras sont impossibles. Douleur vive au niveau du coude, surtout autour de l'olécrâne. Pas de gonflement articulaire.

Il y a un peu d'œdème des membres supérieurs et l'œdème est surtout accentué sur les mains.

Douleur quand on essaie de faire mouvoir le gros orteil gauche. Douleur à la pression au niveau de l'articulation métacarpo-phalangienne de cet orteil. Un peu d'œdème rouge au niveau de celui-ci.

A la racine des trois orteils médians du pied droit, plaque d'œdème rouge, partant de la racine des orteils et remontant sur le dos du pied jusqu'à deux travers de doigt. Douleur quand on veut faire mouvoir le deuxième orteil de ce pied.

La desquamation de la scarlatine continue s'effectuant par larges lambeaux sur le cou, le tronc et les membres. Appétit conservé. Contre la diarrhée qui est abondante on prescrit du sous-nitrate de bismuth avec 5 gouttes de laudanum. Enveloppement ouaté des jointures douloureuses.

4 novembre. Pour la première fois, l'urine contient de l'albumine. Il y en a à flots et elle est rétractile.

La rougeur du pied droit a disparu et avec elle s'en est allée la douleur.

Disparition également de la douleur du gros orteil gauche et du coude gauche.

Douleur plus vive du coude droit.

Le 5. La desquamation commence sur les mains.

Albumine moins abondante ; les douleurs ont cessé ; rien au cœur.

La fièvre, qui existait jusqu'alors, est tombée.

Le 13. Légère épistaxis.

A partir de ce moment, toutes les manifestations cessent, excepté les symptômes d'une néphrite qui persiste encore le 12 janvier, bien que la quantité d'albumine contenue dans les urines soit très diminuée.

OBSERVATION VII (PERSONNELLE) (1)

Ecchymoses purpuriques. — Anasarque. — Œdème pulmonaire.
— Pas d'albuminurie.

Le 4 janvier 1888, entre dans le service de M. Ollivier, à l'hôpital des Enfants-Malades, salle Ste-Elisabeth, n° 15, une fillette de six ans, la nommée S..., Hélène.

Cette enfant présentait lors de son entrée, une décoloration très grande de la peau et des muqueuses ; la peau offrait, en outre, une teinte un peu jaune, rappelant celle de la cire vieille. Les deux membres inférieurs étaient œdématiés ; à droite, la cuisse, la jambe et le pied étaient gonflés ; à gauche, l'œdème siégeait seulement au niveau de la jambe. Outre la tuméfaction, la peau était tendue et luisante, et on voyait de plus quelques taches violacées disséminées.

A la face, il existait un gonflement des deux paupières gauches et sur la joue, on constatait la présence d'une tache ecchymotique de la grandeur d'une pièce de deux francs. T. s. 37°,4.

Dans les urines examinées avec le plus grand soin, il n'y avait pas du tout d'albumine.

Œdème pulmonaire intense caractérisé par des râles sous-crépitants dans toute l'étendue des deux poumons, mais plus abondants à droite qu'à gauche.

En présence de semblables symptômes, il était intéressant de questionner la mère et d'étudier avec soin le passé morbide de la petite malade et les conditions dans lesquelles la maladie s'était développée.

Voici les renseignements que notre excellent collègue et ami Marcel Baudouin, interne du service, a pu recueillir et a bien voulu nous communiquer.

On ne peut obtenir aucun renseignement sur l'état de santé du père ; les grands parents du côté maternel sont vivants et ne sont pas malades ; toutefois la grand'mère aurait eu des douleurs rhumatismales. La mère est bien portante et n'a jamais fait d'autres maladies qu'un abcès du sein et une fièvre typhoïde. Elle a eu six enfants, qui, sauf la petite malade, sont tous bien portants ; cependant l'un d'eux aurait une légère bronchite.

(1) Nous nous sommes beaucoup aidé pour la rédaction de cette observation des notes que M. Legrand, externe du service de M. Ollivier, a eu l'obligeance de nous communiquer.

Toute la famille a eu la fièvre typhoïde à Breteuil (Oise) ; notre malade l'a eue en octobre 1886 ; l'affection a été bénigne. C'est la seule maladie qu'elle ait faite. Elle n'a jamais eu aucune éruption sur le corps qui puisse faire songer à la syphilis. Elevée au sein jusqu'à 7 mois à Paris, elle resta ensuite à la campagne jusqu'en décembre 1886. Vaccinée 17 jours après sa naissance avec du vaccin animal, elle a marché à 13 mois, n'a pas présenté d'accidents de dentition et n'a jamais toussé.

En décembre 1887, la mère faisait à pied, par petites étapes, un voyage pour revenir à Paris ; il s'agissait de trente lieues qui furent parcourues en trois semaines. Ce fut pendant ce voyage que débuta la maladie de l'enfant. Cependant il ne semble pas qu'on puisse admettre l'influence du surmenage, car un des autres enfants, seulement âgé de quatre ans, n'a eu aucune indisposition.

Le 24. Notre malade commence à se plaindre de douleurs dans les reins, à la suite, pense la mère, de fatigue. On n'est pas forcé de lui faire garder le lit ; elle boit et mange très bien. Elle continue le voyage, mais portée par un de ses frères.

Quelques jours après, elle souffre du ventre et pendant une huitaine de jours a une diarrhée assez abondante. On lui donne une poudre vermifuge et elle rend quatre ascarides. Il se produit alors une amélioration qui dure trois ou quatre jours.

Le 29. A son arrivée à Paris, elle se plaint de douleur de tête ; mais l'appétit est conservé, elle mange bien.

1er janvier. La jambe gauche commence à enfler ; il n'y avait à ce moment rien à droite. C'est ce même jour que débute la pâleur.

Le 2. Il n'y a plus rien à gauche, mais la jambe droite augmente de volume.

L'œdème est surtout marqué au niveau du mollet. L'enfant demandait très souvent à boire, ce qui pourrait faire supposer qu'il y avait un certain état fébrile.

Le 3 a débuté le gonflement de la face et en même temps la toux est apparue.

Le 4. La mère conduit la malade à l'hôpital.

Il n'y avait eu ni frisson, ni sensation de froid, ni vomissements. Pendant le voyage, la famille n'a bu que de l'eau potable. Aucun autre enfant n'a eu rien d'analogue. Avenue de Clichy, où la mère habite depuis son arrivée à Paris, les voisins n'ont chez eux personne atteint de maladie semblable.

Le 6. Lorsque nous voyons, pour la première fois la malade, elle est atteinte d'un anasarque extrêmement intense ; les paupières gauches supérieure et surtout inférieure sont tuméfiées.

Œdème considérable des membres inférieurs, surtout du droit ; à huit centim. au-dessous de l'extrémité de la rotule la circonférence de la jambe est de 25 centim. et demi à droite, de 18 à gauche. L'œdème porte à droite sur la cuisse et le pied aussi bien que la jambe ; à gauche la jambe seule est œdématiée. C'est un œdème dur qui ne garde pas l'empreinte du doigt. Il est indolore.

Pas de sensation de cordons veineux pouvant faire penser à une phlegmatia alba dolens.

Pas d'œdème des membres supérieurs ni du tronc. Décoloration complète de la peau : elle a une coloration blanc jaune rappelant la cire vieille. Les gencives sont décolorées, les lèvres à peine rosées.

En avant de l'oreille gauche sur la joue, ecchymose très faiblement colorée, légèrement violacée, du volume d'un pois. A une faible distance de la première, il existe une autre ecchymose plus petite et de même teinte.

Sur la peau de la joue droite, l'ecchymose du diamètre d'une pièce de deux francs est à peine appréciable ; elle est grisâtre.

Sur le mollet droit, au point où l'œdème est le plus intense, il existe une dizaine de taches ecchymotiques dont les plus grandes ont la dimension d'une pièce de cinquante centimes. Elles sont séparées et varient, comme coloration, du rouge violacé au rose clair. Elles sont surtout nombreuses à la face postéro-externe du mollet.

On en voit quelques-unes, mais en beaucoup moins grand nombre, au niveau du mollet gauche et plusieurs sur la face antérieure de la jambe gauche. Il y en a une au-dessus du genou gauche à la partie externe ; elle est presque effacée. Il en existe une autre sur la face externe de la cuisse du même côté.

Toutes ces taches sont mal délimitées et plus ou moins arrondies ; elles semblent en voie de décroissance.

Rien sur la muqueuse buccale ou le pharynx. L'enfant demande continuellement à boire. Cependant la température est au-dessous de 37° ; mais le pouls est extrêmement fréquent, 140 et plus par minute.

La diarrhée a cessé depuis que la petite malade est à l'hôpital ; les selles ne sont pas noires et ne contiennent pas de sang.

Rien au cœur. Le foie n'est pas hypertrophié ; submatité dans l'étendue de deux travers de doigts au niveau de la rate, mais celle-ci ne déborde pas les fausses côtes. Pas de délire. L'enfant ne dort pas la nuit, demandant à boire d'une façon incessante. Elle tousse fréquemment. A l'auscultation on entend de gros râles muqueux dans les deux tiers inférieurs et postérieurs des deux poumons, indiquant de l'œdème pulmonaire ; pas de souffle, pas de matité.

Pas d'albumine dans les urines, ni cylindres, ni globules rouges.

Après avoir lavé au savon, puis au sublimé et à l'alcool, le pouce de la malade nous faisons avec une lancette, dont nous avons rougi la pointe au feu, une légère piqûre et avec le sang nous ensemençons cinq tubes d'agar ; nous n'avons pas encore obtenu de culture. Nous prenons également du sang sur plusieurs lamelles. Malheureusement par suite d'un accident, nous n'avons pu rechercher que sur une seule, s'il existait des microcoques dans le sang. Nous n'en avons pas vu d'absolument indiscutables.

La température, qui le 5 atteignait matin 40,1, le soir 39, est tombée le 6 à 36,9 le matin, mais remonte le soir à 39,4.

Le 7. L'œdème de la face semble avoir un peu diminué. L'état des jambes est le même. Pas de nouvelles taches. T. m. 38,1, s. 38,6.

Traitement : perchlorure de fer, X gouttes, potion avec cognac et extrait de quinquina.

Le 8. T. m. 37 ; s. 37,2.

Le 9. Ce matin, l'œdème pulmonaire a disparu.

La malade se plaint continuellement. Cependant elle dort la nuit sans être agitée.

Urine claire ; au bout de vingt-quatre heures elle n'a formé aucun dépôt et n'est pas troublée. Pas d'albumine.

T. m. 37,1 ; s. 36,8.

Le 10. L'œdème de la face a complètement disparu. La jambe droite est un peu moins œdématiée ; au pied la peau est encore moins tendue et garde l'empreinte du doigt. Pas de nouvelles taches purpuriques. Celles de la face ont disparu. T. m. 36,6 ; s. 36,7.

Le 11. T. m. 37,2. s. 37,6.

Le 12. L'œdème a presque partout disparu ; à la jambe droite encore un peu d'œdème mou. Au niveau de la paupière inférieure, il y a cependant une légère tuméfaction œdémateuse récemment apparue.

Rien dans la bouche ; ni taches purpuriques, ni ulcérations.

La petite malade se plaint continuellement, bien que la fièvre soit moins vive et que les accidents aient cessé pour la plupart. T. m. 36 ; 2. s. 36,8.

Le 13. L'enfant va mieux cependant elle est toujours un peu abattue et ne joue pas. Il y a toujours un peu d'œdème de la jambe droite ; T. m. 38.6. Pas d'albumine dans l'urine.

La malade est encore à l'hôpital.

OBSERVATION VIII (PERSONNELLE)

Purpura hémorrhagique ; phénomènes typhoïdes ; sphacèles de plusieurs taches purpuriques et de plusieurs points de la muqueuse buccale. — Arthrites. — Mort. — Autopsie. — Micrococques dans le sang pendant la vie et dans les vaisseaux après la mort.

Le nommé X..., Henri, âgé de 14 ans, est amené le 22 septembre 1887, à l'hôpital des Enfants-Malades, salle St-Thomas, nº 25. Il n'est par conséquent séparé que par un lit du précédent malade.

Il est orphelin ; son père est mort de la poitrine et sa mère d'une maladie de cœur. Il a une sœur bien portante. Il n'a jamais été malade autant qu'il peut se souvenir. D'ailleurs c'est un enfant d'aspect robuste et vigoureux.

Depuis la mort de ses parents, c'est-à-dire depuis neuf mois, il avait été mis en pension à l'institution de l'abbé Roussel, où il apprenait le métier de brocheur.

Ce n'est que huit jours avant son entrée à l'hôpital, qu'il a été pris brusquement d'inappétence, puis de douleurs dans les jambes, surtout dans les mollets, douleurs qui le forcent à garder le repos. Trois jours après, douleur dans la région fessière droite.

Outre ces phénomènes, il avait de la constipation, de la douleur de ventre. Dès le troisième jour de la maladie, il commence à vomir tout ce qu'il prend et ces vomissements continuent jusqu'à son entrée.

Quand on l'examine au moment de son arrivée dans le service, il se plaint aussitôt qu'on cherche à faire mouvoir ses membres inférieurs. Les mouvements spontanés sont diminués, surtout à droite. Pas de troubles de la sensibilité ; les réflexes rotuliens et plantaires sont conservés, plutôt diminués. Il semble avoir une paralysie dont la cause n'est pas appréciable. Œdème léger des membres inférieurs principalement du côté droit, godet à la pression au niveau de la face interne du tibia. Langue un peu tremblante. Pas d'épistaxis ni aucune autre hémorrhagie.

Ecchymose violette à la fesse gauche près du sillon interfessier, recouvrant presque toute la région sacrée. Douleur à la pression à son niveau.

Sur la partie externe du bras droit, il y a deux ecchymoses jaunes et deux autres à la partie postérieure. Elles rappellent, par leur forme arrondie et la distance qui les sépare, celles qu'on produirait en pinçant la peau entre le pouce et l'index. L'enfant ne sait comment elles se sont produites. L'enfant nie être tombé ; il dit, il est vrai, avoir été battu, mais il y a quatre mois. Rien au cœur, ni aux poumons. Vomissements, diarrhée. T. s. 38°,3.

23 septembre. Dans la nuit, des taches purpuriques sont apparues sur les fesses surtout sur la gauche.

Taches plus petites au creux poplité droit et quelques-unes sur les deux jambes. Taches purpuriques nombreuses sur l'épaule gauche et la partie postéro-supérieure du bras. Quelques-unes sur l'épaule droite, mais moins colorées et moins volumineuses.

Le soir, taches purpuriques au niveau du coude droit.

La douleur de la fesse est moins intense et les mouvements des membres inférieurs sont presque revenus. Pas d'hypertrophie du foie, ni de la rate. Pas d'albumine, ni de sang dans l'urine. Pouls radial régulier, 112 pulsations ; température rectale, m. 37°,5 ; s. 37°,7.

Les vomissements ont cessé et la diarrhée est moins intense. Selles noires, mais non sanglantes.

Traitement. — Perchlorure de fer, 20 gouttes, extrait de quinquina, limonade sulfurique, 2 grammes.

Le 24. Les taches purpuriques sont plus accentuées. Au niveau du coude droit, sur l'olécrâne, ecchymose violacée du diamètre d'une pièce d'un franc.

Pas d'hémorrhagies par les muqueuses. En serrant avec les doigts la peau des mollets, on n'a pas produit d'ecchymoses. T. m. 37°,2 : s. 37°,5.

Le 28. L'état général est bon ; toujours pas d'élévation de la température qui dépasse de peu 37°. Aujourd'hui matin 37°,3 ; soir 37°,5.

Encore un peu de diarrhée.

Le 29. Les premières taches purpuriques ont disparu pour faire place à de petites élevures rouges sur les deux bras. Sur le genou gauche en avant de la rotule, taches purpuriques nouvellement apparues. L'ecchymose violacée du coude, droit est remplacée par une croûte noire.

On constate sur la lèvre inférieure la présence de deux ulcérations de la muqueuse répondant à la saillie de deux dents.

Les gencives ne sont nullement fongueuses ni saignantes. Aucune douleur au niveau des articulations ; T. m. 37°,4 ; s. 37°,8.

Le 30. La température, le matin à 37°,4 s'élève le soir à 38°,3 avec 102 pulsations.

1ᵉʳ octobre. Dans la nuit, hémorrhagie intestinale ; sang mélangé aux fèces. Coliques. Vomissements verdâtres porracés rappelant ceux de l'intoxication saturnine.

On trouve de nombreux globules sanguins dans les fèces. Les urines sont claires et ne renferment pas de globules sanguins. L'examen du sang fait constater de la leucocythose. Il y a dans un champ microscopique (obj. 6, oc. 1, Verick) 30 à 35 globules blancs, tandis que dans le sang d'un autre enfant du même âge on en trouve au plus une dizaine. Les globules blancs sont augmentés de volume, ce qui est très manifeste en les comparant à ceux de l'autre enfant. De plus les hématoblastes manquent presque complètement. T. m. 37°,5; s. 37°,8.

Traitement. — Glace sur le ventre et à l'intérieur.

Nous prenons sur des lamelles du sang au niveau du pouce (après lavage au savon, au sublimé, puis à l'alcool). L'examen avec la méthode de Gram nous permet de constater la présence de microcoques dans le sang qui recouvre les lamelles.

Le 2. A une heure et demie de l'après-midi, hémorrhagie intestinale nouvelle : trois verres de sang rouge. Elle s'accompagne de refroidissement de tout le corps. Une demi-heure après le début de l'hémorrhagie, vomissements verts qui se répètent plusieurs fois.

Des taches purpuriques sont apparues sur le genou gauche et sur la main droite (face dorsale, paume et principalement doigts).

Traitement. — Glace ; injection d'ergotine ; après celle-ci, l'hémorrhagie intestinale s'est arrêtée.

Le perchlorure de fer est de nouveau prescrit. La température est tombée à 36°,5 le matin ; 36°,8 le soir.

Le 3. Dans la nuit des taches purpuriques apparaissent sur la main gauche (face dorsale, paume et surtout doigts), sur les deux pieds (face dorsale, plantaire et principalement au niveau des orteils).

Taches ecchymotiques violacées également symétriques, siégeant sur le pavillon des oreilles.

La croûte qui existait sur le coude droit est remplacée maintenant par une eschare sèche, noire, au milieu de laquelle la croûte forme une dépression. En outre la luette est le siège d'un sphacèle qui comprend la muqueuse de la face antérieure. Vu le voisinage du premier malade dont nous avons rapporté l'histoire, on peut se demander s'il n'y a pas eu transport des germes de la gangrène de l'un à l'autre.

Taches ecchymotiques sur le coude gauche. Les ulcérations de la muqueuse de la lèvre inférieure sont devenues profondes et d'autres ulcérations sont apparues correspondant toujours à des saillies dentaires. Il en existe sur la muqueuse de la lèvre inférieure intermédiaire aux deux autres répondant à une saillie d'une dent de la mâchoire supérieure. Deux ulcérations se trouvent sur la muqueuse des joues et semblent produites par la pression de molaires de la mâchoire supérieure.

Aspect adynamique du malade ; narines pulvérulentes. Cependant appétit conservé ; soif vive ; un peu d'abattement et de tendance au sommeil. Cœur, poumon, rien d'anormal, rien non plus dans les urines. T. M. 36°,6 ; S. 37°,5.

Le 4. Un seul vomissement de matières vertes. T. M. 37° ; S. 37°,8.

Le 5. Douleurs vives spontanées et provoquées par la pression au niveau des deux malléoles du pied gauche, et de la malléole interne du pied droit. En ces points on voit des taches ecchymotiques entourées d'un peu d'œdème inflammatoire. Aucune douleur au niveau des articulations. Pas d'albumine dans les urines. Vomissements porracés. T. M. 38° ; S. 38°,5.

Traitement. — Champagne glacé. Lavage de la bouche avec la solution boriquée. Enveloppement avec l'ouate salicylée des membres pour éviter le sphacèle des ecchymoses inflammées.

Le 6. Ventre tendu, douloureux à la pression. Dans l'après-midi deux selles noires, extrêmement fétides, ne contenant pas de sang. Les vomissements ont cessé. *Traitement :* champagne glacé, sulfate de quinine. T. m. 38° ; s. 39°.

Le 7. Diarrhée, cinq selles très abondantes et très fétides. L'eschare de la luette tend à s'éliminer. L'eschare du coude droit augmente au contraire. Ganglions axillaires un peu gros et douloureux. T. m. 38°,6 ; s. 39°,4. *Traitement :* salicylate de bismuth, 8 gr. ; champagne.

Le 8. Délire dans la nuit. Douleur au niveau de l'articulation de l'épaule droite, peut-être un peu de tuméfaction. T. m. 38°,1 ; s. 38°,5.

Le 9. Délire très marqué et dans la nuit et ce matin. L'enfant parle sans cesse. *Traitement :* salicylate de bismuth, 10 gr. ; toujours pas d'albumine. T. m. 38°,9 ; s. 39°,4.

Le 10. Délire dans la nuit : il croit qu'on veut le jeter dans le feu. Pas de diarrhée depuis trois jours. Un lavement ramène des matières vertes.

Avec le perchlorure de fer on constate qu'il y a dans les urines une grande quantité d'acide salicylique. Craignant que les accidents nerveux ne fussent imputables à l'acide salicylique ou remplace le salicylate de bismuth par le sous-nitrate de bismuth, 2 grammes.

Au niveau du genou droit il y a quatre phlyctènes, chacune de la dimension d'une pièce de cinquante centimes. Elles siègent au niveau des ecchymoses. T. m. 38° ; s. 89°,6. On prescrit 30 centigrammes de sulfate de quinine.

Le 11. Gonflement des articulations du genou droit, du cou-de-pied, du poignet droit et de la hanche droite. Les téguments au niveau des articulations atteintes n'ont pas changé de coloration. Hydarthrose ou tout au moins épanchement dans ces articulations (choc rotulien). Douleurs spontanées et provoquées par la pression et les mouvements, arthrite également tibio-tarsienne gauche.

Il se plaint de souffrir du talon gauche ; on y trouve une ecchymose récente. Sur le genou gauche sont apparues quelques vésicules remplaçant des taches ecchymotiques ; la douleur et le gonflement de l'épaule droite ont disparu presque entièrement.

L'eschare du coude droit est éliminée ; il reste à la place une plaie arrondie peu bourgeonnante, qu'on touche avec la solution phéniquée au vingtième et qu'on panse avec la vaseline iodoformée.

Les ulcérations de la bouche s'améliorent. L'eschare de la luette est tombée, entraînant seulement la muqueuse de la face antérieure ; langue sèche, soif vive. Pas de diarrhée ni de vomissements ; rien au cœur ; pas d'augmentation du foie et de la rate ; pas d'albumine dans les urines.

En examinant les battements des différentes artères des membres, on ne trouve aucune anomalie. Hier délire toute la journée et jusqu'à dix heures du soir. Le matin l'intelligence est revenue. T. M. 38°,6 ; S. 38°,8.

Le 13. Le délire a cessé ; un peu de diarrhée, trois selles. Dilatation des deux pupilles. Elles ne réagissent ni à la lumière, ni à l'accommodation. Œdème de la main droite. Pas d'albumine, ni sucre. T. M. 38°,5 ; S. 39°,9

Le 14. Eschare du diamètre d'un franc au point du talon gauche où il y avait une ecchymose ; au point symétrique du talon droit, eschare du diamètre de cinq francs. Ces eschares sont peut-être dues à la pression des talons sur le lit ?

La nuit a été mauvaise ; ce matin il se plaint beaucoup de ses jointures et de ses eschares. T. M. 40°,2 ; S. 40°,1. *Traitement* : sulfate de quinine 1 gr.

Le 15. Abattement très grand. T. M. 40°,3 ; S. 37°,2.

Le 16. Mort dans le coma à dix heures du matin. T. 40°,2.

Autopsie. — Poumons congestionnés, mais pas de pneumonie. Adhérences nombreuses de la plèvre droite, mais elles sont récentes et se laissent facilement rompre pour enlever le poumon. Les vaisseaux sous-pleuraux sont très injectés des deux côtés.

Deux cuillerées à café de sérosité sanguinolente dans le péricarde. Les vaisseaux sous-péricardiques sont aussi fortement injectés. Aucune lésion du cœur. Pas d'endocardite valvulaire, ni du cœur gauche, ni du cœur droit. Coloration du myocarde un peu pâle. Volume normal.

Aorte (crosse, aorte thoracique et abdominale), iliaques, rénales, troncs des mésentériques, radiales, fémorales, ne présentent aucune lésion à la vue après incision. Les tibiales antérieures sont complètement épaissies au niveau du cou-de-pied, point où elles sont entourées par un foyer hémorrhagique, mais pas d'endartérite.

Le foie est jaunâtre et gras à la coupe. Bile de coloration normale ; quelques taches purpuriques sous la capsule de Glisson. Poids 980 grammes.

La rate présente trois infarctus dont le plus gros a le volume d'une noisette ; ils siègent dans le tiers supérieur. Elle pèse 140 grammes. Pancréas normal.

Reins congestionnés ; infarctus nombreux irrégulièrement disséminés dans la substance corticale des deux reins et quelques-uns dans la substance médullaire. Ils ont tous le volume d'une tête d'épingle et sont blanchâtres. Il y en a un plus grand nombre dans le rein droit. Il y a sur la muqueuse du bassinet du rein droit une ecchymose assez étendue. Poids : rein droit, 130 grammes ; rein gauche, 135.

Taches purpuriques nombreuses et très petites disséminées sur toute la muqueuse de l'estomac principalement sur celle de la grande courbure et du pylore. Quelques taches purpuriques sur la muqueuse du duodénum. Une ou deux dans la première portion du jéjunum ; en un point de celle-ci, la muqueuse est ulcérée dans une étendue de deux ou trois millimètres et au point correspondant le péritoine est injecté.

Les plaques de Peyer sont un peu tuméfiées comme elles le sont souvent dans les maladies infectieuses.

Dans l'intestin grêle on trouve des matières jaunes.

La muqueuse du gros intestin est fortement injectée dans plusieurs endroits, particulièrement au niveau du cœcum. On trouve dans cette partie de l'intestin des scybales jaunes, noirâtres et très dures.

Le péritoine est injecté, mais pas de péritonite. Congestion des méninges et de la substance corticale du cerveau, surtout au niveau du lobe frontal droit.

De ce côté, autour de la sylvienne, la pie-mère est épaissie. Congestion également, mais moins intense, des méninges spinales.

Les nerfs musculo-cutanés, au niveau des deux pieds, présentent de petites taches purpuriques disséminées non seulement sur le tronc, mais encore sur les premières ramifications du nerf.

Au niveau des deux cou-de-pied, épanchement sanguin dans la gaine synoviale des muscles de la région antérieure, s'étendant jusque sous la peau et du côté droit, pénétrant dans l'articulation. Le genou droit contient du pus grumeleux avec quelques caillots sanguins. A gauche un peu de congestion de la synoviale sus-condylienne.

La hanche gauche est remplie de pus grumeleux. Les ganglions lymphatiques sont peu volumineux en général ; cependant les ganglions mésentériques sont augmentés de volume.

Examen histologique. — Les examens de la peau, du rein, de l'estomac, de l'intestin grêle, du foie, ont été rapportés antérieurement (voir page 52). Signalons de plus : la présence d'un petit foyer hémorrhagique dans l'intérieur d'un des piliers de la mitrale, avec intégrité des fibres musculaires ; l'absence de lésions des grosses artères de la radiale, par exemple ; l'absence de lésions des nerfs musculo-cutanés qui auraient semblé devoir être atteints plus que tout autre nerf étant donné que : 1° ils passaient au cou-de-pied au milieu d'un foyer hémorrhagique ; 2° que leur gaine était recouverte de taches purpuriques ; 3° qu'ils se rendaient à un territoire cutané, siège de nombreuses taches purpuriques. D'ailleurs, nous n'avons pas constaté non plus de lésion sur un nerf se rendant à une ecchymose purpurique transformée en eschare. L'examen de la moelle ne permet de constater aucune lésion au niveau du bulbe et de la portion dorsale. On trouve un foyer inflammatoire constitué par des leucocytes dans la substance blanche de la région lombaire. Ce foyer peut expliquer les phénomènes d'ordre médullaire constatés pendant la vie.

OBSERVATION IX (INÉDITE)

Communiquée par M. le Dr OLLIVIER, médecin de l'hôpital des Enfants-Malades.

Purpura hémorrhagique ; épistaxis nécessitant le tamponnement ;
délire passager ; fièvre ; mort en trois jours.

Le 21 avril 1883, je fus appelé à St-Chéron (Seine-et-Oise), auprès d'un malade atteint d'un purpura avec épistaxis abondante. Ce malade, âgé de

37 ans, était à la tête d'une grande exploitation agricole. D'une constitution robuste, il avait joui jusqu'à ce jour d'une excellente santé et jamais il n'avait fait d'excès alcooliques. Il y a deux ans, il avait éprouvé de fortes émotions à propos de questions d'intérêt, mais depuis cette époque, il s'en était bien remis.

Après avoir ressenti un certain degré de courbature pendant quelques jours, il s'aperçut le 20 avril qu'il avait, disséminées sur le corps, des taches de purpura; dans la soirée il eut une épistaxis, tellement abondante, qu'on dut lui faire le tamponnement antérieur et postérieur des fosses nasales. Le sang était très fluide, mais de couleur normale.

Je vis le malade à 10 heures du matin et le trouvai dans l'état suivant : Traits profondément altérés; aucune trace d'éruption autre que le purpura; rien de particulier dans la gorge. Les jointures et les muscles n'étaient le siège d'aucune douleur. Malgré le tamponnement, le sang continuait à suinter des narines, faiblement il est vrai. Il était notablement décoloré.

Gencives un peu saignantes, mais non tuméfiées ni ramollies. Soif très vive. Dans la nuit, vomissement de sang, composé probablement du sang qui avait été avalé. Ce vomissement ne s'est pas reproduit. Garde-robes normales. Corps (tronc et membres) couvert de taches purpuriques dont quelques-unes constituent de véritables ecchymoses.

L'exploration de l'abdomen ne révèle rien de spécial. Le foie et la rate ne sont pas augmentés de volume. Urines normales. Pas de râles dans la poitrine, 32 respirations. Cœur non hypertrophié; bruit de souffle systolique à la base; bruit de diable dans les vaisseaux du cou; pouls 120. Température axillaire, 39°,2.

Le malade qui avait eu pendant la nuit un peu de délire est redevenu calme au matin et a parfaitement conscience de sa situation.

Sous l'influence d'une médication active (perchlorure de fer, injections d'ergotine, potion de Todd, extr. mou de quinquina, lait, jus de viande, œufs, etc.) l'état général sembla s'améliorer dans l'après-midi, mais vers 6 ou 7 heures du soir, les taches de purpura devinrent plus nombreuses et plus larges. L'affaiblissement augmenta rapidement et le malade succomba le lendemain à midi, sans avoir présenté de nouveaux symptômes d'excitation cérébrale.

Malgré une investigation minutieuse, je n'ai pu trouver de cause capable d'expliquer une pareille affection. Je rentrai à Paris avec la conviction que j'avais eu affaire à un purpura infectieux d'origine probablement alimentaire (aliments ou boissons).

OBSERVATION X (PERSONNELLE)

*Purpura hémorrhagique; œdème inflammatoire; infiltration hé-
morrhagique considérable; gangrène étendue; guérison avec
des cicatrices gênant gravement la fonction des parties où elles
siègent.*

Le 10 septembre 1887, entre salle St-Thomas, n° 24, le nommé Debr...,
Cyrile, âgé de 8 ans. A son entrée on est frappé de l'aspect de son visage;
on croirait voir un enfant porteur d'un énorme angiome veineux de la face
occupant le côté droit de celle-ci (lèvres, joue et menton).

Gonflement violacé (lie de vin) à bords saillants de la lèvre supérieure,
s'arrêtant un peu en avant du sillon naso-labial gauche et suivi d'un piqueté
également violacé qui va jusqu'à ce sillon; tuméfaction violacée de la paupière supérieure droite, dépassant un peu le sourcil envahissant la région
malaire, s'arrêtant à deux centimètres de l'oreille, recouvrant toute la joue
droite, les deux tiers de la lèvre inférieure, la moitié du menton, toute la
région sus-hyoïdienne médiane et latérale, se perdant sur le cou. Au milieu
de cette coloration violacée on voit plusieurs taches blanches, formées par la
peau qui a conservé sa coloration normale.

Occlusion des paupières à droite, par suite de l'œdème, mais aucun trouble
de la vision et aucune lésion de la conjonctive oculaire. Les muqueuses la-
biales et gingivales sont violettes et tuméfiées dans une étendue correspondant à la tuméfaction des lèvres. Pas d'ulcération. Les gencives de la mâchoire inférieure saignent un peu.

Deux aphtes sur la pointe de la langue. Œdème rosé dépassant la tuméfaction lie de vin du côté droit et de plus, du côté gauche, œdème rosé de la
joue.

Lésions presque symétriques sur les membres supérieurs prédominant à la
face postérieure de ces membres.

Membre supérieur droit : œdème dur de presque tout le membre;
teinte lie de vin, ayant son maximum d'intensité sur le coude en arrière et
en avant, se terminant à trois travers de doigts au-dessus de l'épaule, par
des marbrures de même couleur; cette teinte violacée occupe les deux tiers
(postérieurs et internes) du bras et de l'avant-bras; elle se continue sur la
partie interne du dos de la main. Œdème moins dur de la main. Phlyctène
au pli du coude.

Membre supérieur gauche : Teinte lie de vin plus étendue encore qu'à droite, également prédominant au coude et sur la face dorso-interne, remontant jusqu'à l'épaule qu'elle dépasse même.

A la partie interne de la face dorsale de la main, marbrures violacées. Œdème dur du bras et de l'avant-bras, plus mou à la main. Phlyctènes volumineuses sur le bras.

L'œdème gêne mécaniquement les mouvements des membres supérieurs, mais bien que très limités, les mouvements sont encore possibles.

Abaissement de la température des bras : bras droit 30°,2, bras gauche 30°,6. Au niveau de la joue malade 34°.

Sensibilité conservée au niveau des parties malades et même hyperesthésie cutanée et douleur à la pression.

Artères. — Battements des temporales égaux et assez intenses bien qu'à droite il y ait de l'œdème mou sur le trajet et les temporales.

Battements carotidiens perçus mais tension faible des deux côtés. Par suite de l'œdème on ne peut percevoir les battements des axillaires et de la radiale gauche, on perçoit faiblement les battements de la radiale à droite au lieu d'élection.

Les battements des fémorales, des poplitées et des tibiales sont perçus avec autant d'intensité des deux côtés.

Les battements de la pédieuse sont facilement appréciables à gauche, mais à droite ils sont faibles et presque insensibles. Or, sur la face dorsale du pied droit au-dessus des métatarsiens et des espaces interosseux, se trouve une ecchymose violette.

Rien au cœur : la pointe bat dans le 4e espace gauche ; pas d'hypertrophie de la rate ni du foie ; pas d'albumine ni de sucre dans les urines qui ont une coloration normale. Appétit conservé. Constipation.

Intelligence complète ; la parole est gênée par la tuméfaction des lèvres. Température rectale, 37°,6.

Voici les renseignements que nous avons recueillis au sujet des antécédents de ce petit malade.

Son père est un vigoureux franc-comtois, qui n'a eu pour toute maladie qu'une attaque de rhumatisme pendant la campagne de 1871. Pas de syphilis ; il avoue quelques accès de boisson. Sa mère est également robuste et n'a jamais été malade. Sa grand'mère maternelle est morte d'un coup de sang. Un frère est mort à 8 jours du muguet. Un autre frère est actuellement bien portant.

L'enfant qui fait le sujet de cette observation a été élevé au sein pendant

15 mois, puis au biberon, à la campagne jusqu'à 17 mois. Après avoir marché à dix mois, il a cessé de marcher à dix-huit, sans qu'on puisse nous préciser ce qu'il a eu à ce moment. Peut-être un peu de rachitisme, dont en tous cas il ne porte plus les traces maintenant. Quoi qu'il en soit, à vingt et un mois il marchait de nouveau.

Pas d'autres maladies sauf la gourme, il y a un an et demi. Jamais d'épistaxis ni d'hémorrhagies d'aucune sorte. C'était un enfant vigoureux et bien développé pour son âge.

Huit jours avant son entrée, il aurait été très impressionné ; une boutiquière l'ayant admonesté parce qu'il avait uriné sur la devanture de sa boutique.

Les parents font remonter le début de son affection à cette époque. Depuis ce jour à leur dire, il est moins entrain, ne demande plus à sortir et reste à la chambre. Il aurait eu en outre un peu d'œdème des membres inférieurs vers le soir.

Il y a cinq jours, l'enfant était mieux et même demande à aller se promener.

Quatre jours avant son entrée, il se plaint de douleur de tête et brusquement, dans la nuit, la figure enfle ; les deux côtés sont tuméfiés, mais le droit l'est davantage. Le lendemain matin, gonflement de l'épaule gauche ; puis la face devient violacée du côté droit ; en même temps le gonflement diminue. L'épaule devient violette à son tour, dans le courant de la journée. L'épaule et le bras droits n'avaient pas changé de coloration avant sa réception à l'hôpital.

Il a eu une légère épistaxis le matin de son admission. Pas de vomissements.

Cet enfant etait dans de bonnes conditions hygiéniques et n'était soumis à aucune privation. Cependant la maison qu'il habite est assez voisine du cimetière Montparnasse.

Il n'existe aucune cause d'intoxication par le seigle ergoté.

11 septembre. Des taches violettes sont apparues sur le pavillon de l'oreille gauche. Délire dans la nuit.

Traitement. — Rhum, perchlorure de fer, XV gouttes. Lavages des lèvres et des gencives avec la solution boriquée saturée. T. m. 38°,2 ; s. 38°,5.

Le 12. Apparition à la face interne de la cuisse droite d'une tuméfaction molle de volume d'un œuf de pigeon, sans changement de coloration du tégument. Douleur à la pression. Le délire a cessé. T. m. 38°,3 ; s. 38°,5.

Le 13. Diminution du gonflement de la face et du bras. Phlyctènes volumineuses en plus grand nombre sur les deux bras ; eschares noires sur la

partie supérieure du bras. Le sphacèle apparaît sur la joue et la lèvre supérieure, il semble moins étendu que la tache violacée. T. m. 38°,6 ; s. 39°,5.
Traitement : enveloppement ouaté des membres.

Le 14. Le sphacèle augmente à la face et aux bras ; fétidité de l'haleine ;
pendant les lavages avec l'eau boriquée, il se détache de la bouche des parties sphacélées. Ventre ballonné, pas de diarrhée ni de vomissements. Rien
dans les urines. Traitement : bromhydrate de quinine 40 centigr. Régime
lacté. T. m. 38° ; s. 38°,5.

Le 16. Un sillon d'élimination se produit au niveau des plaques de gangrène de la joue et de la paupière supérieure.

Début d'un sillon d'élimination sur les bras. T. m. 37°,8 ; s. 38°.

Le 18. Le sillon d'élimination s'accentue surtout au niveau de la lèvre
inférieure. La face devient plombée. Un peu d'albumine non rétractile dans
l'urine. T. m. 37°,5 ; s. 38°,5.

Le 18. L'eschare de la lèvre inférieure est tombée ; elle comprenait presque toute l'étendue de cette lèvre. Il ne reste plus que le sixième de la lèvre
inférieure du côté gauche et la commissure gauche intacts.

Sur le membre supérieur gauche s'est formée une eschare noire, profonde
au niveau de l'épaule, qui le semble moins sur le bras ; à l'avant-bras, le tégument présente une coloration verdâtre ; odeur fétide. Sur le membre supérieur droit, l'eschare est moins étendue qu'à gauche ; coloration verdâtre de
la peau de l'avant-bras. Odeur également fétide.

Traitement. Pulvérisations phéniquées autour du malade. Lavages anti-
septiques des bras ; perchlorure de fer, XXX gouttes. T. m. 38°,2 ; s. 38°,6.

Le 19. Chute de l'eschare de la lèvre supérieure ; elle comprend le tiers
externe droit de cette lèvre. Il en résulte que les dents et les gencives correspondant à cette lèvre sont à nu. La salivation n'est cependant pas très
augmentée.

Toujours rien au cœur, ni aux poumons ; pas d'augmentation du volume de
la rate et du foie. Intelligence conservée. Le petit malade s'intéresse à son
état et demande s'il guérira bientôt. Pas de douleur ; ni d'hémorrhagies
muqueuses. Pouls 132 ; respiration 16. T. m. 37° ; s. 37°,8.

Le 20. L'eschare de la joue est tombée. T. m. 38°,3 ; s. 37°,8.

Apparition d'une ecchymose sous-conjonctivale siégeant à quelque distance
de la cornée de l'œil droit. Elle est très rouge et du volume d'une lentille.

Le 21. La place de la joue est blafarde ; on la touche avec de l'eau phéniquée, solution à 1/20° coupée de moitié alcool. Un peu d'albumine dans
l'urine. T. m. 37°,5. s. 37°,7.

M.-G.   7

Le 22. Chute de l'eschare située sous le menton. Celle de l'avant-bras gauche est en partie tombée, elle laisse à découvert les muscles et les tendons.

La plaie de la joue bourgeonne mieux. Gingivite au niveau des dents mises à nu par la chute des lèvres. Une petite molaire est tombée à gauche Les dents de devant sont ébranlées.

L'oreille gauche, au point où se trouvaient les ecchymoses, est le siège d'une desquamation épidermique. Sur la face dorsale du pied droit, la teinte violette a complètement disparu; il en est de même de la tuméfaction qui s'était développée à la face interne de la cuisse droite. Alimentation : lait et poudre de viande.

Le 23. L'eschare de la paupière supérieure est tombée.

Le 25. Urines noires. On cesse d'employer l'acide phénique pour les pansements ; on emploie l'acide borique.

Le 28. Les eschares des membres supérieurs sont éliminées. A gauche, sur la partie antérieure du bras, on voit les veines superficielles disséquées. En arrière, l'olécrâne est à nu. Les tendons et une partie des masses musculaires des extenseurs sont tombés. A droite la dissection est non moins complète au niveau du pli du coude. On voit l'expansion aponévrotique du biceps et les veines superficielles de la région. Les tendons des extenseurs et du cubital postérieur ont disparu.

Le 29. Depuis hier soir, toux sèche. On trouve une certaine exagération du retentissement de la voix au sommet droit, et quelques râles sous-crépitants.

Le malade est continuellement baigné par la sanie abondante qui s'écoule de ses plaies, malgré les pansements occlusifs qui sont appliqués, et par la salive qui coule librement hors de la bouche. Toujours rien au cœur, pas même un souffle anémique. Un peu d'albumine dans l'urine. Il demande à manger.

3 octobre. La toux sèche persiste, bien que les signes perçus au sommet droit aient disparu. Les énormes plaies des membres supérieurs donnent toujours un écoulement purulent très abondant. Pansement avec la vaseline iodoformée alternant avec la vaseline boriquée et les pansements phéniqués.

Le 6. On essaie de faire des greffes sur le bras droit avec de la peau de grenouille.

Le 10. Les greffes n'ont pas pris, sauf une qui a en partie réussi. La toux a cessé. Alimentation facile.

Le 13. On sème sur les plaies des deux bras de petites greffes épidermiques humaines.

Le 17. Les greffes ont en grand nombre réussi. Chute d'un séquestre provenant de l'olécrâne gauche. Ce séquestre n'a que quelques millimètres.

Le 18. L'enfant va moins bien ; on constate un sphacèle superficiel des bourgeons charnus vers le tiers supérieur du bras gauche.

Le 19. Le bras droit présente également un peu de sphacèle superficiel.

Le 20. Les plaies des bras ont meilleur aspect, le sphacèle a cessé. Le malade est encore dans le service actuellement, 26 janvier 1888, et ses plaies des bras ne sont pas complètement cicatrisées encore ; mais son état général est bon ; il se lève et se promène dans la salle. Il s'est formé un ectropion encore peu prononcé de la paupière supérieure droite. Les cicatrices des membres jointes à la perte de certains muscles rendent les mouvements limités surtout à gauche ; il y a tendance à la flexion en griffe des doigts de la main gauche : les extenseurs étant presque disparus, les fléchisseurs prédominent.

OBSERVATION XI (INÉDITE)

Communiquée par M. HIMELY, externe des hôpitaux.

Purpura hémorrhagique ; épistaxis incoercible ; tamponnements répétés de la fosse nasale gauche suivis de gangrène.

Le nommé Do...., âgé de 12 ans, entre le 25 août dans le service de M. Descroizilles, salle St-Augustin, n° 35.

Sa mère est morte de suites de couches. Son père est mort de fièvre jaune aux colonies. Deux autres enfants sont en bonne santé.

Il ne paraît pas y avoir d'antécédents hémophiliques dans la famille.

A l'âge de cinq ans le malade a été atteint de rougeole, mais cette affection ne semble pas avoir laissé de traces.

Le malade dit avoir eu des saignements de nez assez fréquents depuis le mois de juillet ; ces épistaxis se seraient toujours produites par la narine gauche.

Le 7 août le malade aurait fait une chute assez violente dans laquelle il s'est fait à la tête une blessure qui aurait très peu saigné. Environ trois quarts d'heure après cet accident le malade fut pris d'un violent saignement de nez qui, commencé le 7 août à huit heures du soir, ne s'arrêta complètement que le 8 août à deux heures de l'après midi.

Le 24 août, une nouvelle épistaxis se déclare vers deux heures de l'après-midi. Le malade fut conduit chez un pharmacien qui pratiqua le tamponnement de la fosse nasale gauche, au moyen de morceaux d'amadou imbibés de perchlorure de fer qu'il introduisit par la narine correspondante. Comme l'hémorrhagie persistait, l'enfant fut amené à l'hôpital où l'interne de garde fit le tamponnement classique de la fosse nasale préalablement nettoyée, 25 août après midi.

Le soir de son entrée à l'hôpital, le malade avait une température de 37°,2.

On l'examine, le 26 août, au matin. Il est grand et bien développé pour son âge. On est à première vue frappé de la pâleur anémique de son teint et de son air de profond accablement. La région voisine de l'aile gauche du nez est légèrement tuméfiée et on note un léger degré d'œdème de la paupière du même côté.

Malgré le tamponnement fait la veille au soir, quelques gouttes d'un sang très clair suintent d'une façon continue par l'orifice nasal antérieur.

La malade se plaint continuellement d'une douleur sourde, mal localisée, dans le nez, et demande sans cesse à boire.

La température qui était le matin de 37°, remonte le soir vers 5 heures à 39°,6.

En examinant le corps du malade, on retrouve sur les téguments la pâleur de la face, mais à un moindre degré ; cette pâleur rend d'autant plus visibles les nombreuses taches de purpura irrégulièrement disséminées à la surface de la peau.

Les parents de l'enfant auraient constaté l'apparition de cette éruption au lendemain même de sa chute, c'est-à-dire le 8 août. Depuis ce jour jusqu'à celui de l'entrée à l'hôpital, le nombre des taches a été en augmentant. Ces taches sont petites, les plus grandes n'ayant pas plus de 4 à 5 millimètres de diamètre ; elle ne présentent du reste aucun caractère spécial. C'est sur les épaules, au niveau des fosses sus et sous-épineuses qu'elles sont le plus abondantes ; elles sont au contraire plus clairsemées sur les bras, le tronc et les cuisses.

Dans ces diverses régions, mais surtout aux avant-bras, aux jambes et sur la poitrine on trouve des taches à différentes périodes de leur évolution. Les plus récentes se reconnaissent à leur coloration rouge vif ; elles ont des bords nets et ne sont pas surélevées. Le malade n'accuse pas de démangeaison à leur niveau.

Sur la partie gauche de la poitrine, au-dessus et un peu en dehors du mamelon, on trouve trois traînées parallèles d'hémorrhagies sous-cutanées d'une longueur de 4 à 5 centimètres et qui réunies ont une largeur de 3 centim. environ. Elles sont réunies dans la plus grande partie de leur étendue; mais leurs extrémités sont séparées les unes des autres et moins larges que leurs parties moyennes. Elles semblent formées par un grand nombre de petites papules remplies de sang, très rapprochées les unes des autres. Les bords de ces traînées hémorrhagiques sont très irréguliers, les dentelures étant formées par ces petites papules qui s'implantent sur de la peau saine. Le malade raconte que s'étant gratté avant son entrée à l'hôpital en cet endroit il a vu apparaître l'hémorrhagie sous-cutanée que nous venons de décrire.

On constate encore sur divers points de son corps, notamment au coude gauche, sur l'avant-bras droit et sur le thorax quelques ecchymoses peu marquées du reste, et dues très probablement à des traumatismes ou à des pressions. En effet une pression un peu forte exercée sur le poignet gauche a suffi pour déterminer une coloration rouge de la peau, coloration qui s'est transformée le lendemain en une plaque ecchymotique très bien caractérisée.

Il existe, un peu en avant de la bosse pariétale gauche, près de la ligne médiane, une plaie plaie longue de 5 à 6 centimètres environ, n'intéressant que le cuir chevelu, recouverte d'une croûte de bon aspect et ne saignant pas.

Le 27 août. Le malade a l'air plus abattu qu'hier; il se plaint toujours de douleur sourde dans le nez avec céphalalgie. Œdème très apparent de la moitié gauche de la figure, comprenant l'aile gauche du nez, la partie interne de la pommette et les deux paupières de l'œil gauche.

Le suintement séro-sanguinolent continue à se faire par la narine gauche. Il s'est formé un gros caillot sanguin autour du tampon externe.

Le malade a la bouche pleine de sang et crache continuellement; l'écoulement sanguin se fait donc aussi très probablement par l'orifice postérieur des fosses nasales. Son haleine est très mauvaise; il demande continuellement à boire, mais ne boit que peu à la fois. Il existe un léger écoulement séreux, grisâtre, par la narine droite.

L'éruption est toujours stationnaire; il y a pourtant quelques taches nouvelles.

Les tampons furent retirés dans l'après-midi et un gros caillot sanguin qui remplissait toute la fosse nasale gauche sortit peu à peu et fut enlevé. On remarqua une légère rougeur sur la partie interne et inférieure de l'aile gauche du nez.

Le malade parut soulagé pendant quelque temps. Température, matin 39°,2. Soir 39°,6. Pouls faible.

Le 28. L'état général du malade continue à s'aggraver. Il s'affaisse de plus en plus et reste couché sur le côté droit, le plus souvent sans mouvement, poussant de temps en temps des gémissements. Interrogé il semble très bien comprendre ce qu'on lui dit, et répond, mais lentement. Il accuse de violentes douleurs dans la tête et demande toujours très fréquemment à boire.

L'écoulement sanguin se fait toujours par la narine gauche malgré un tampon introduit dans cet orifice : il s'est du reste formé un gros caillot autour de ce tampon. Le sang coule en très petite quantité mais d'une façon continue ; il est très peu coloré. La tuméfaction de la face reste encore accusée et limitée aux mêmes régions.

L'haleine du malade est très mauvaise ; sa langue est sèche, brune ; il y a du sang décoloré, brun, dans sa bouche et sur ses lèvres.

L'écoulement qui se fait par la narine droite persiste ; il est plus considérable. C'est un liquide sanieux, grisâtre, à odeur de sphacèle.

Rien à noter du côté de l'éruption qui a plutôt pâli. Température, matin, 39° ; soir, 39°,4.

Le 29 août, le malade s'affaiblit de plus en plus ; ses téguments se décolorent aussi d'une façon marquée, l'écoulement sanguin nasal persiste, son haleine est fétide. La bouffissure de la face a encore augmenté, mais reste localisée à la même région ; il y en a un peu à droite.

Après avoir nettoyé l'orifice nasal et enlevé le gros caillot qui s'était formé autour du tampon, le sang s'écoule très lentement, mais avec de petites saccades, comme cela se voit dans les plaies du cuir chevelu après la section d'une petite artériole. Sur la partie intérieure de l'aile gauche du nez, on aperçoit une plaque grisâtre de sphacèle qui s'étend d'autre part dans les profondeurs de la fosse nasale. La rougeur inflammatoire qui accompagne le sphacèle s'étend sur la partie externe de l'aile du nez, et un peu sur les parties les plus voisines de la racine de la lèvre supérieure. L'écoulement sanieux continue à se faire par l'orifice nasal droit ; il a augmenté en quantité ; on ne voit pourtant pas de sphacèle de ce côté. Température : matin, 38°,9 ; soir, 39°,6.

Le 30. La prostration a encore fait des progrès. L'écoulement sanguin persiste ainsi que l'écoulement sanieux. La bouffissure de la face a encore augmenté : le creux qui sépare le nez de la pommette gauche est presque comblé. Les paupières de l'œil gauche sont aussi œdématiées, et l'œil est presque fermé. Le reste de ce côté de la face est aussi plus ou moins tuméfié ; à droite même chose, mais à un moindre degré. Le malade est dans un état semi-comateux ou mieux de profond marasme ; il comprend encore bien ce qu'on lui dit ; il pousse continuellement des gémissements et boit du lait fréquemment. Pouls faible ; température : matin, 38°,4 ; soir, 38°,6.

Le 31. L'éruption a peu augmenté ces derniers jours ; parmi les taches existant, les plus anciennes continuent à se résorber ; les plus récentes sont petites et peu colorées.

L'écoulement nasal sanguin se fait toujours par la narine gauche. Le sang est très peu coloré et tache les draps comme le ferait le mélange d'un corps peu soluble, la partie colorée restant sur place et la partie aqueuse se répandant à une certaine distance dans le drap.

Il s'est formé un caillot volumineux, noir, de très mauvaise odeur. En l'enlevant, on trouve que la plaque sphacélée a gagné le bord de l'aile du nez, et est limitée par des bords très nets ; elle repose sur une base enflammée.

L'écoulement sanieux continue à se faire par la narine droite ; peut-être aussi un peu par la narine gauche.

La bouffissure de la face augmente et les téguments en dedans de l'angle interne de l'œil gauche ont pris une teinte grisâtre.

Le malade reste presque tout le temps immobile dans son lit, se plaignant continuellement, souffrant évidemment beaucoup de la tête. Température, le matin, 38°.

Le malade est sorti dans l'après-midi sur la demande des parents : il était mourant.

OBSERVATION XII (INÉDITE)

Communiquée par M. DAUTIGNY, interne des hôpitaux.

Purpura hémorrhagique; pseudo-rhumatisme articulaire; poussées de taches nouvelles quand l'enfant se lève; guérison.

Le 27 septembre 1837 entre, dans le service de M. Descroizilles, à l'hôpital des Enfants-Malades, le nommé B..., âgé de 8 ans et demi. Cet enfant a un petit frère délicat. Nous ne l'avons pas vu.

La mère serait anémique. Notre malade a de fréquents saignements de nez depuis deux ans.

Depuis un mois il se plaignait de douleurs articulaires. Elles n'étaient cependant pas assez intenses pour que sa famille lui fît garder le lit.

Il a eu, il y a quelques jours, une hémorrhagie nasale, d'ailleurs peu abondante. A la même époque des taches se sont montrées sur le corps.

Il était mal entrain, mangeant peu, *paraissant avoir de la fièvre.*

Ce n'est qu'au bout de quinze jours que ses parents l'amènent à l'hôpital. Taches purpuriques ne disparaissant pas à la pression du doigt : au dos des pieds, aux jambes à la face antéro-externe surtout, au devant des genoux (2 ou 3 taches), aux cuisses. Rien aux fesses, rien à l'abdomen ni au trone, rien au cou ni au visage ; quelques taches aux avant-bras et aux poignets. Les taches sont violacées, d'une étendue variable, irrégulière de forme. Les genoux sont tuméfiés ; il y a un peu de liquide dans chacune des deux articulations. Le malade y ressent des douleurs d'ailleurs peu vives. Il nous dit avoir souffert les jours précédents des poignets. Dans son ensemble l'enfant ne nous paraît pas robuste. Il est pâle, un peu amaigri. L'examen du thorax ne nous révèle rien de bien net, quoique *l'enfant tousse souvent,* a dit la mère. Rien au cœur. Les carotides sont le siège d'un souffle vasculaire systolique assez prononcé. La température était à 38°,5 le soir de son entrée ; le lendemain matin elle était à 37°,6. A partir de ce jour elle s'est maintenue entre 37° et 38° (37° le matin, 38° le soir), très régulièrement.

Traitement. — 1° salicylate de soude, 2 gr. ; 2° extrait de quinquina, 1 gr.

Les douleurs des genoux cessent le surlendemain de son entrée, et le gonflement disparaît. Les taches purpuriques changent de coloration ; le 6° jour il n'y en a plus de traces. Le salicylate de soude est alors supprimé ; la fièvre a complétement disparu.

Le malade continue à garder au lit le repos le plus absolu. Il lui est permis de se lever le 10° jour après sa guérison apparente. Pas de fatigue spéciale pendant la journée. Aucun exercice violent. Le lendemain matin nous trouvons le corps recouvert des mêmes taches purpuriques qu'à l'arrivée. D'ailleurs pas d'élévation thermique, pas de douleurs articulaires.

Traitement. — 1° Extrait de quinquina ; 2° perchlorure de fer, 20 gouttes.

Repos absolu. Au bout de 5 jours disparition complète des taches. Repos au lit continué 8 jours. Le malade se lève alors deux heures dans l'après-midi. Le lendemain matin, nouvelle poussée de taches sans élévation thermique. Mais cette poussée a été la dernière, après cinq jours elle avait disparu. Le malade est resté 8 jours couché. Quand il s'est relevé les taches n'ont plus reparu.

Actuellement (14 novembre), il est encore dans le service. Il joue avec ses camarades. Les poussées hémorrhagiques ne sont pas revenues. Mais le malade conserve un peu de pâleur de la face et un souffle carotidien assez marqué. Il quitte bientôt l'hôpital complètement guéri.

OBSERVATION XIII (INÉDITE)

Communiquée par M. MÉRY, interne des hôpitaux.

Purpura hémorrhagique ; pseudo-rhumatisme articulaire, phéno-mènes simulant un étranglement interne (peut-être dus à une typhlite) ; épanchement de sang en un point où on a fait une injection de morphine. — Guérison.

Le nommé G..., Oscar, âgé de 19 ans, entre le 2 mars 1887, à la Pitié, salle Rostan, n° 6, dans le service de M. le Dr Hutinel.

Antécédents héréditaires. — Père mort d'une maladie de cœur. Il avait de l'œdème des jambes. Mère bien portante, aurait eu des douleurs rhumatismales à 60 ans. — Deux frères bien portants, trois sœurs mortes jeunes.

Antécédents personnels. — Pas de signes de scrofule dans l'enfance. Bonne santé habituelle. A Paris, depuis deux ans ; il y a exercé le métier de coiffeur, jusqu'au premier janvier 1887. Jusque-là, n'a pas souffert de misère. Du 1er au 15 janvier est resté sans ouvrage ; il a travaillé ensuite dans les écrins pour bijoux, où il gagnait peu. Il a vécu plusieurs fois avec 4 ou 5 sous par jour. Depuis un an, le malade s'est aperçu qu'il lui venait sur les jambes des ecchymoses noirâtres, puis jaunâtres, sans qu'il ait reçu de coups. Jamais il n'observa de taches rouges. Il en eut également aux bras. Il n'éprouvait aucune douleur au point où apparaissaient ces taches.

Au mois de janvier sont survenues des crampes d'estomac avec nausées ; il a même eu des vomissements bilieux le matin en se levant. Les forces n'avaient pas diminué. Constipation habituelle. Ces douleurs d'estomac continuèrent même après le 15 janvier, lorsqu'il eut retrouvé de l'ouvrage. L'appétit était conservé. Pendant 10 jours, du 15 au 25 janvier, le malade eut une diarrhée abondante, non sanglante. Les maux d'estomac persistant il y a 3 semaines, le malade commença à sentir ses forces diminuer. Pas de céphalalgie, ni de toux, ni de nouvelles diarrhées. Diminution considérable de l'appétit. Frissons de temps en temps. Peu de vomissements.

Le 24 février. Le malade a été pris de douleurs dans les genoux, les cous-de-pied, les coudes et les poignets ; toutes ces articulations furent prises simultanément. Le malade n'a pas eu de fièvre, il n'a pas vomi. Les articulations enflèrent et les douleurs restèrent aussi fortes, sans que le malade eût de fièvre, jusqu'à dimanche soir.

Le 27. Dans la nuit il fut pris de vomissements glaireux et bilieux qui n'ont pas cessé depuis. En même temps, sont apparues des douleurs vives au niveau de l'estomac et dans le reste de l'abdomen (douleurs en forme de coliques). Cette nuit-là et le lendemain, le *malade dit avoir eu de la fièvre.* Dans l'après-midi du lundi, il s'est aperçu de l'apparition de taches rouges sur la face interne et supérieure de la cuisse gauche ; dans la nuit, l'éruption a gagné les jambes et les bras ; puis est survenue une ecchymose de la paupière supérieure gauche.

Plusieurs épistaxis : dimanche, lundi et mardi ; pas d'hémoptysies.

Les douleurs articulaires ont diminué depuis l'apparition de ces nouveaux symptômes et sont presque disparues le jour de l'entrée ; puis les vomissements et les crises de douleurs abdominales et gastriques ont été en augmentant de violence. Pas de selles depuis dimanche.

Il entre à l'hôpital, le mercredi 2 mars ; pas de fièvre ce jour-là.

Le soir de l'entrée, on constate une éruption de petites taches purpuriques sur les jambes, abondante au niveau des fesses, sur les bras et surtout au niveau des articulations. Peu de chose sur le thorax.

Les genoux sont encore un peu gonflés et les poignets surtout sont encore douloureux. Le malade se plaint beaucoup de ses douleurs de ventre et d'estomac. Il vomit tout ce qu'il prend. Pas de garde-robes. Faciès grippé. Yeux cernés bleuâtres. Abdomen rétracté.

Le 3 mars. Même état le lendemain matin. Le malade a vomi de la bile. M. Hutinel fait remarquer que le rhumatisme siège plutôt au niveau des gaines tendineuses que de l'articulation elle-même (pour le poignet par exemple). Rien au cœur. Rien dans la poitrine. M. Hutinel trouve une douleur siégeant dans la fosse iliaque droite, accompagnée d'empâtement dans cette région ; mais on sent également des matières fécales accumulées au niveau de l'S iliaque. M. Hutinel porte le diagnostic de *pseudo-rhumatisme infectieux avec purpura*. Pour expliquer les phénomènes abdominaux il pense à une typhlite.

Le 4. Dans la nuit, les douleurs abdominales ont continué avec une grande violence. Le malade a rendu deux ou trois cuvettes pleines de bile. Les vomissements se font avec un certain effort et sont pénibles. Hier, le malade a eu un lavement purgatif; il a rendu quelques matières fécales, mais en petite quantité. Le faciès abdominal existe à un haut degré. Les traits sont tirés, les yeux sont excavés et entourés d'un cercle bleuâtre. Il rappelle le faciès cholérique. Le pouls est très petit : 110. Le soir, le malade est plus calme, il s'assoupit un peu et souffre moins du ventre. Le malade a une soif très vive. En dehors des vomissements il a peu de douleurs spontanées du ventre ; mais à chaque vomissement, à chaque effort, il ressent des douleurs sous forme de coliques, occupant tout le ventre, plus accentuées au creux épigastrique. Il vomit tout ce qu'il prend. Les vomissements sont surtout bilieux. Pas de garde-robes aujourd'hui. Le ventre est rétracté, excavé; les muscles grands droits sont contractés et forment deux cordes tendues de chaque côté de la ligne médiane. La palpation n'est plus guère douloureuse que dans la région épigastrique, surtout du côté droit. On sent dans la fosse illiaque droite du gargouillement, mais la douleur y est moins vive que la veille. Foie de volume normal. Rate augmentée de volume. Rien au cœur ni aux poumons.

Aspect de l'éruption purpurique. — A la partie supéro-externe de la cuisse gauche, dans un groupe de petites taches purpuriques, la lésion élémentaire se présente de la façon suivante : chaque tache est constituée par une papule légèrement saillante. Au centre se voit un petit disque épidermique, paraissant prêt à se détacher. A ce niveau, la coloration est plus foncée, presque noire ; autour se voit une zone rouge violacée, moins foncée. La grandeur de ces papules hémorrhagiques est de la grosseur d'un grain de millet ; quelques-unes sont plus larges ; sur d'autres points, par exemple, à la verge, on trouve une simple tache, avec centre noirâtre, et autour, une zone rosée, mais pas de saillie. Le premier type décrit est le plus général. On voit sur d'autres points des traces d'égratignures, sur tout le trajet desquelles se sont développées une série de petites hémorrhagies dermiques, dessinant l'égratignure sous forme de ligne purpurique. A la face postérieure des coudes et des bras, on retrouve les mêmes éruptions papuleuses. Au niveau de la paupière supérieure gauche, on constate les traces d'une hémorrhagie interstitielle, se traduisant par une coloration, violacée, noirâtre des 2/3 externes de cette paupière.

C'est à la partie supérieure et interne de la cuisse gauche qu'on trouve les lésions les plus anciennes. C'est là qu'a débuté l'éruption. Dans une étendue de 8 centimètres carrés, on trouve une série de petites taches circulaires *jaune couleur de rouille*. A la partie inférieure, sur quelques-unes, on retrouve encore un petit point noir central. Ce sont des taches purpuriques dont l'évolution est près de finir. On constate des ecchymoses (comme le malade est habitué à en voir depuis un an), par exemple, à la face externe de la cuisse droite.

Distribution de l'éruption purpurique. — Il existe quelques taches purpuriques aux jambes et aux cuisses. Sur les deux fesses, éruption confluente de petites papules hémorrhagiques avec desquamation centrale. Au niveau du coude gauche, papules affaissées, dont la couleur pâlit. Au niveau de l'olécrâne, tache violacée de la grandeur d'une pièce de 5 francs; 2 ou 3 taches sur la partie gauche du thorax.

Rien à l'épaule. L'éruption purpurique est beaucoup plus marquée au niveau du coude droit, de la face postérieure du bras, de l'épaule et du côté droit du thorax. Dans le prolongement de la région axillaire, papules très saillantes à centre noirâtre. Elles ont apparu la veille. Il semble qu'il se soit fait là une poussée simultanée (peut être sous une dépendance nerveuse). A la face, quelques papules hémorrhagiques, sur le nez et à gauche des lèvres. On a fait une piqûre de morphine au bras droit. A ce niveau est apparu un gonflement douloureux et au centre une suffusion sanguine, rougeâtre de la grandeur d'une pièce d'un franc. Toute la région gonflée a un aspect bleuâtre. Il y a là certainement une hémorrhagie du tissu cellulaire sous-cutané.

Hyperesthésie bien nette, au niveau des parties de la peau siège de poussées récentes. Pas d'urine.

Traitement. — Champagne glacé. Lavement purgatif.

Le 5. Nouveaux vomissements. Le malade recommence à souffrir du genou gauche. La veille le lavement a donné lieu à des selles rougeâtres liquides, paraissant contenir du sang. Pas d'autres garde-robes. Ventre moins rétracté. A l'ophtalmoscope on constate de petites hémorrhagies rétiniennes.

Traitement. — 4 gouttes d'ergotine Yvon toutes les 2 heures.

Le 6. Même état. Vomissements moins fréquents. Les douleurs rhumatismales ont reparu dans le genou et le coude gauche.

Le 7. Pas de vomissements. Les articulations sont très douloureuses, 3 selles dans l'après-midi. Nuit bonne, pas de nouvelles poussées de purpura.

Le 8. Nausées. Vomissements dans l'après-midi. Nuit meilleure.

Les jours suivants, disparition des phénomènes gastro-intestinaux. On avait même commencé l'alimentation, quand, dans la journée du 16 mars, le malade a été repris de vomissements bilieux ; apparition de 3 ou 4 taches purpuriques.

Le 17. On cesse l'alimentation. Champagne et bouillon glacé. Limonade sulfurique.

Le lendemain 18, les accidents cessèrent. On maintint le même régime quelque temps et la convalescence définitive commença.

IMPRIMERIE LEMALE ET Cie, HAVRE.

PLANCHE I

Figure I.

Coupe de peau au niveau d'une tache purpurique (Obs. VIII).

Grossissement : Ocul. I, Obj. O (VERICK).

1° Foyer inflammatoire avec un amas de microcoques au centre.
2° Hémorrhagie effectuée à la périphérie du foyer inflammatoire.
3° Hémorrhagie dans la couche épidermique sur le prolongement d'un conduit glandulaire.

Figure II.

Coupe de peau au niveau d'une tache purpurique (Obs. VIII).

Grossissement : Ocul. I, Obj. VII (VERICK).

1. — Vaisseau à demi désorganisé par l'inflammation et contenant dans son intérieur une colonie de microcoques. Leucocytes nombreux autour de ce vaisseau. (C'est un foyer analogue à celui de la figure précédente (fig. 1) vu à un fort grossissement.)
2. — Foyer qui n'est pas au point.

Figure III.

Groupement très irrégulier des microcoques dans une culture.

Grossissement : Ocul. I (VERICK), immersion XVI (LEITZ).

Figure IV.

Coupe de rein passant à travers des points blanchâtres qui, à la vue, avaient l'aspect d'infarctus (Obs. VIII).

Grossissement : Ocul. I, Obj. II (VERICK).

A, A', A". — Foyers inflammatoires semblables à celui de la figure I.
1. Amas de microcoques.
2. Leucocytes.
3. Hémorrhagies.

HAHN, bibliothécaire en chef de la Faculté de médecine de Paris. — Vocabulaire médical Allemand-Français, contenant tous les mots techniques omis dans les dictionnaires allemands-français. Prix cartonné. . . . . **6 francs**

HUEPPE et VAN ERMENGEM. — **Manuel technique de Microbiologie**, édition française.
Cette édition a pour base l'ouvrage du Dr HUEPPE, mais ce n'est pas à proprement parler une traduction, la matière et les figures étant plus que doublées dans l'édition française. 70 figures et 2 planches en chromo. Prix. . . . . **16 francs**

HEYDENREICH (Alb.), professeur de clinique chirurgicale à la Faculté de Nancy. — **Thérapeutique chirurgicale contemporaine**, 1 vol. in-8 raisin de 300 pages. Prix **6 francs**

BRADLEY. — **L'iodisme.** Pr. 5 fr.

DROUET. ancien interne des hôpitaux. — **De l'analgésie chloroformique dans les accouchements naturels.** Pr. 3 fr. 50

FESTAL, ancien interne des hôpitaux. — **Recherches anatomiques sur les veines de l'orbite, leurs anastomoses avec les veines des régions voisines**, avec planches. Pr. 3 fr.

JOCQS, ancien interne des hôpitaux. — **Des tumeurs du nerf optique.** Prix. . . . . 4 fr.

LAUMET. — **Rapports des éruptions cutanées avec les suppurations.** Prix. . . . 2 fr. 50

LUBET-BARBON. ancien interne des hôpitaux. — **Étude sur les paralysies des muscles du larynx.** Prix. . . . . 3 fr.

PIGNOL, ancien interne des hôpitaux. — **Recherches sur quelques signes stéthoscopiques.** Prix. . . . . 2 fr. 50

VALLIN, ancien interne des Hôpitaux. — **Situation et prolapsus des Ovaires**, avec planches. Prix. . . . . 4 fr.

WEBER, ancien interne des hôpitaux. — **Contribution à l'étude anatomo-pathologique de l'artério-sclérose du cœur** (scléroses du myocarde), 2 planches en héliogravure. Prix 4 fr. 50

IMPRIMERIE LEMALE ET Cⁱᵉ, HAVRE

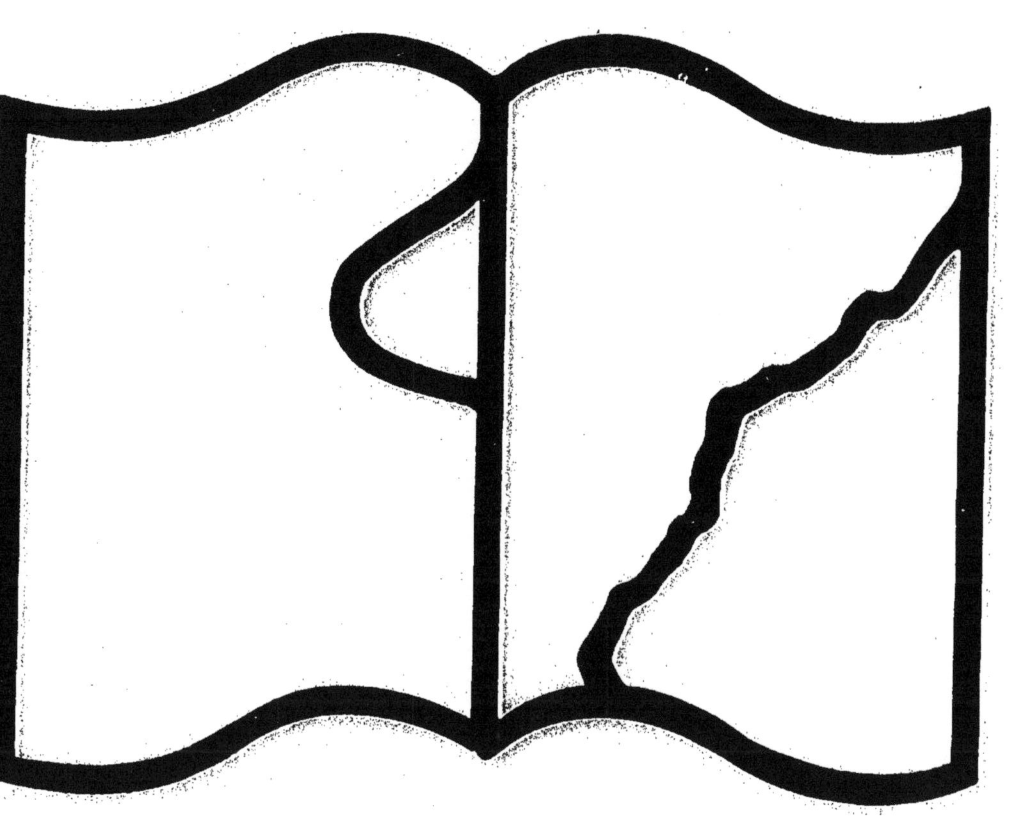

Texte détérioré — reliure défectueuse

NF Z 43-120-11

9 782013 581622